AF263986

Hans-Jürgen Döpp

Von den Wonnen der Peitsche

Für Isabelle Azoulay

Die Ästhetik von Macht, Schmerz und Begehren in der Kunst

Layout:
Baseline Co. Ltd
Ho-Chi-Minh-Stadt, Vietnam

© 2019 Confidential Concepts, Worldwide, USA
© 2019 Parkstone Press International, New York, USA
Image-Bar www.image-bar.com

ISBN: 978-1-64699-160-0

Gedruckt

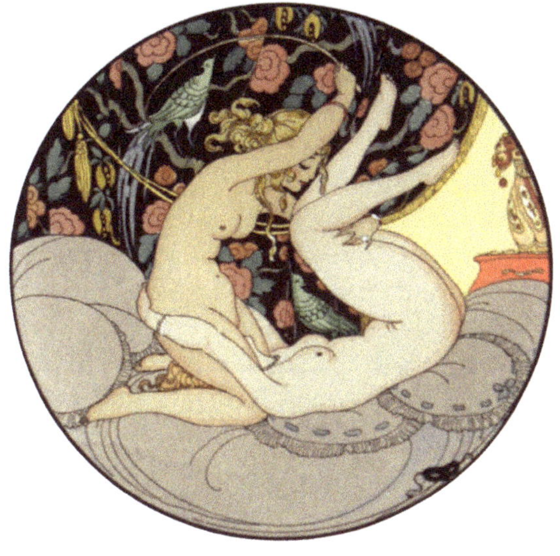

Von den Wonnen der Peitsche

Bei einer Diagnose des heutigen Sexualverhaltens ist ein Paradox festzustellen: Einerseits wird zunehmend, auch in psychoanalytischen Behandlungen, über Spannungs- und Lustlosigkeit im Sexuellen geklagt. Nach einer langen Phase der Freizügigkeit scheint eine Rückkehr zur „Neuen Prüderie" angesagt zu sein. Dies zeichnete sich schon ab, bevor das Thema AIDS für einen zusätzlichen Kälteschock sorgte.

1. Gerda Wegener, 1925.

Das Fleisch ist traurig. (Dabei sprechen wir über das Verhalten der Sex-Konsumenten und –Praktikanten, nicht über die staatliche und die klerikale Sphäre; diese zeichneten sich schon immer durch Rückständigkeit und Prüderie aus und haben, wie die Diskussion um die bundesdeutsche Bordellpolitik beweist, die Stufe der genitalen Reife noch lange nicht erreicht). Auf der anderen Seite ist eine Zunahme fetischistischer Clubs und entsprechender Magazine zu verzeichnen. Filme wie „Baise-Moi" erheben Gewalt zwischen den Geschlechtern zu ihrem einzigen Inhalt. S/M und Flagellation scheinen zu Elementen des Life-Styles geworden zu sein. (Unter dem Stichwort „sadomaso" sind in der Suchmaschine „google" gegenwärtig 159.000 Eintragungen zu finden!). Während es einerseits so aussieht, als würde der Erotik alle Energie entzogen, zieht scheinbare Aggressivität spannungs- und kraftvoll den ganzen Beitrag der Libido an sich.

Durch die unter dem Titel „Sade/Surreal" im Dezember 2001 in Zürich eröffnete Sade-Ausstellung wird der berüchtigte Marquis zu einem Zeitpunkt in den ehrwürdigen Stand eines Klassikers versetzt, zu dem Sexualität selbst ihre Sprengkraft eingebüßt zu haben scheint.

Man mag sich fragen, ob ein Zusammenhang besteht zwischen der Zunahme sadomasochistischer Themen und der zunehmenden Brutalisierung des gesellschaftlichen Lebens. Doch geht es hier vor allem erst einmal um individuelle Triebschicksale, in denen etwas bislang Verborgenes nach Ausdruck verlangt. Ein massenhaft vertretenes Phänomen, das auf ein massenhaft vorhandenes Trieb-Dilemma rückschließen lässt?

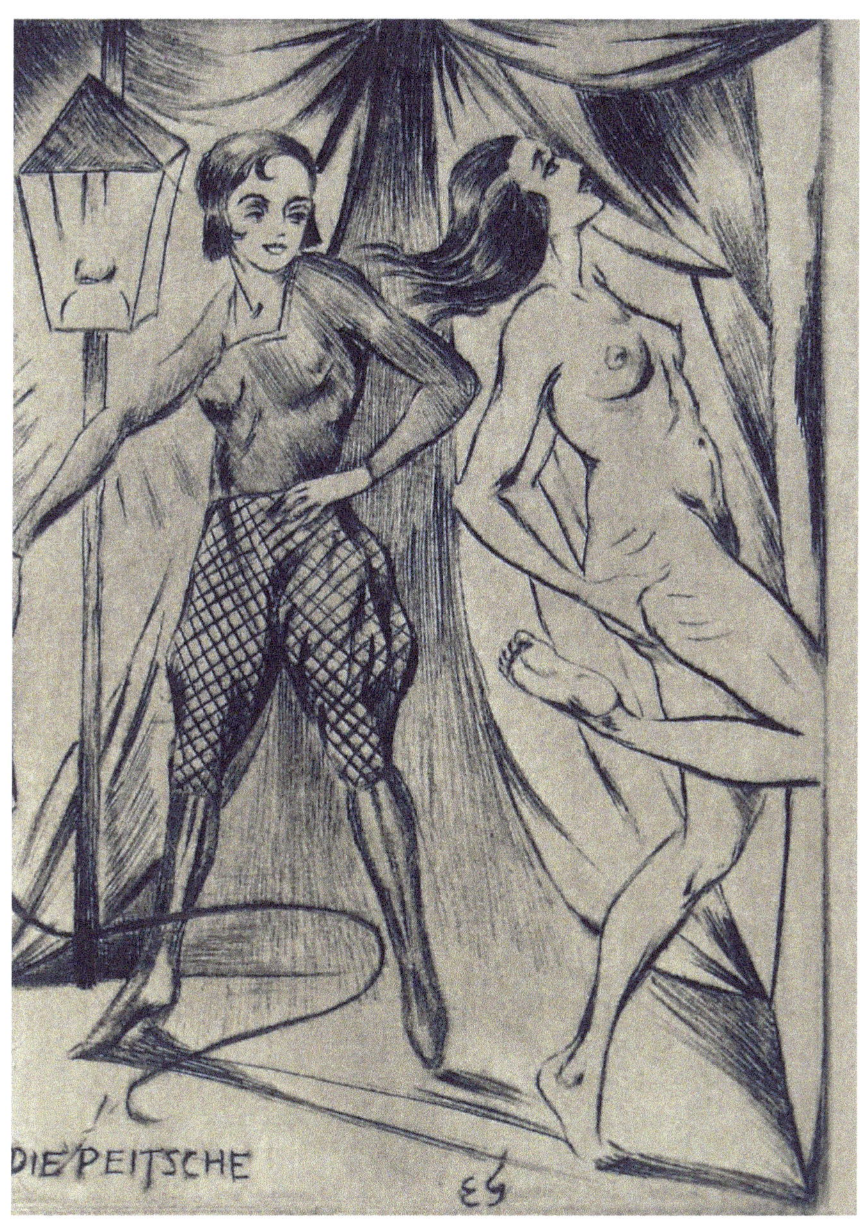

2. Ernst Gerhard,
um 1925.

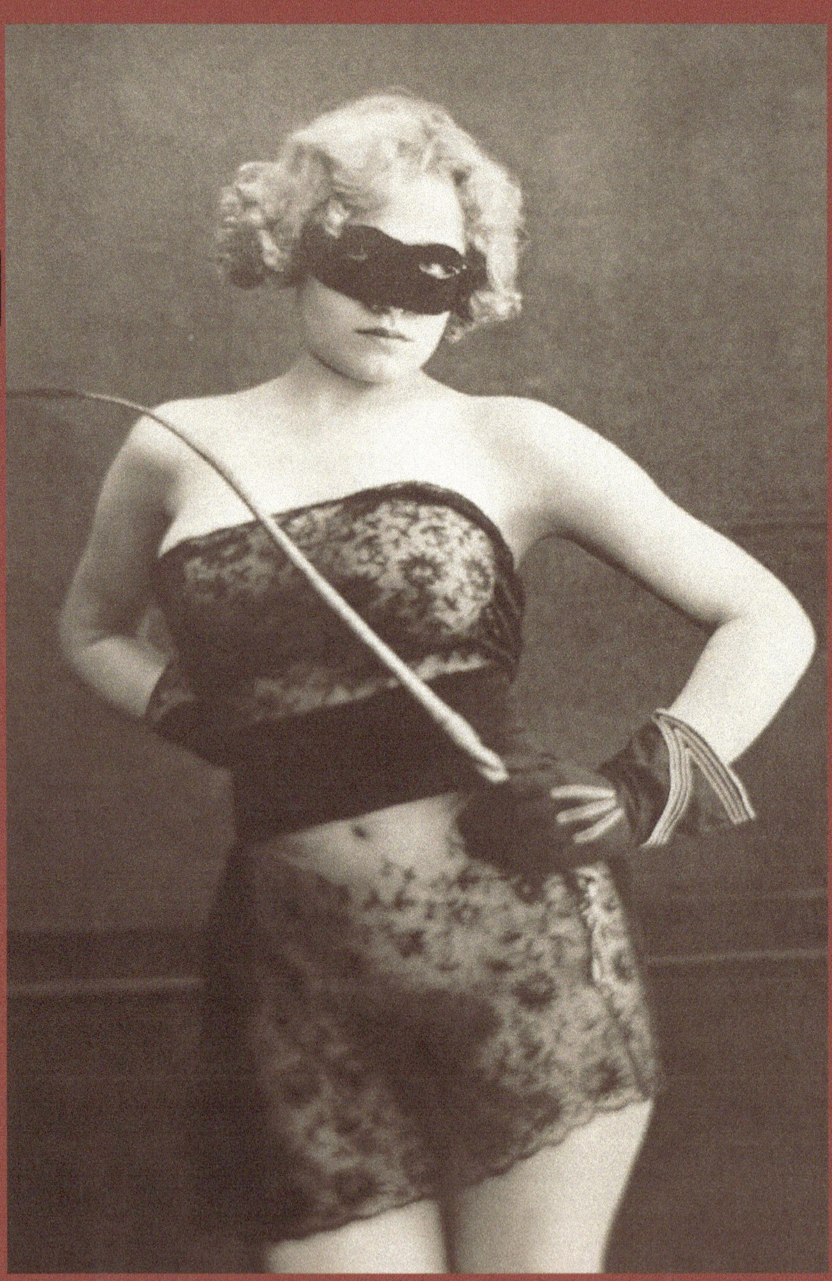

3. Amsterdam

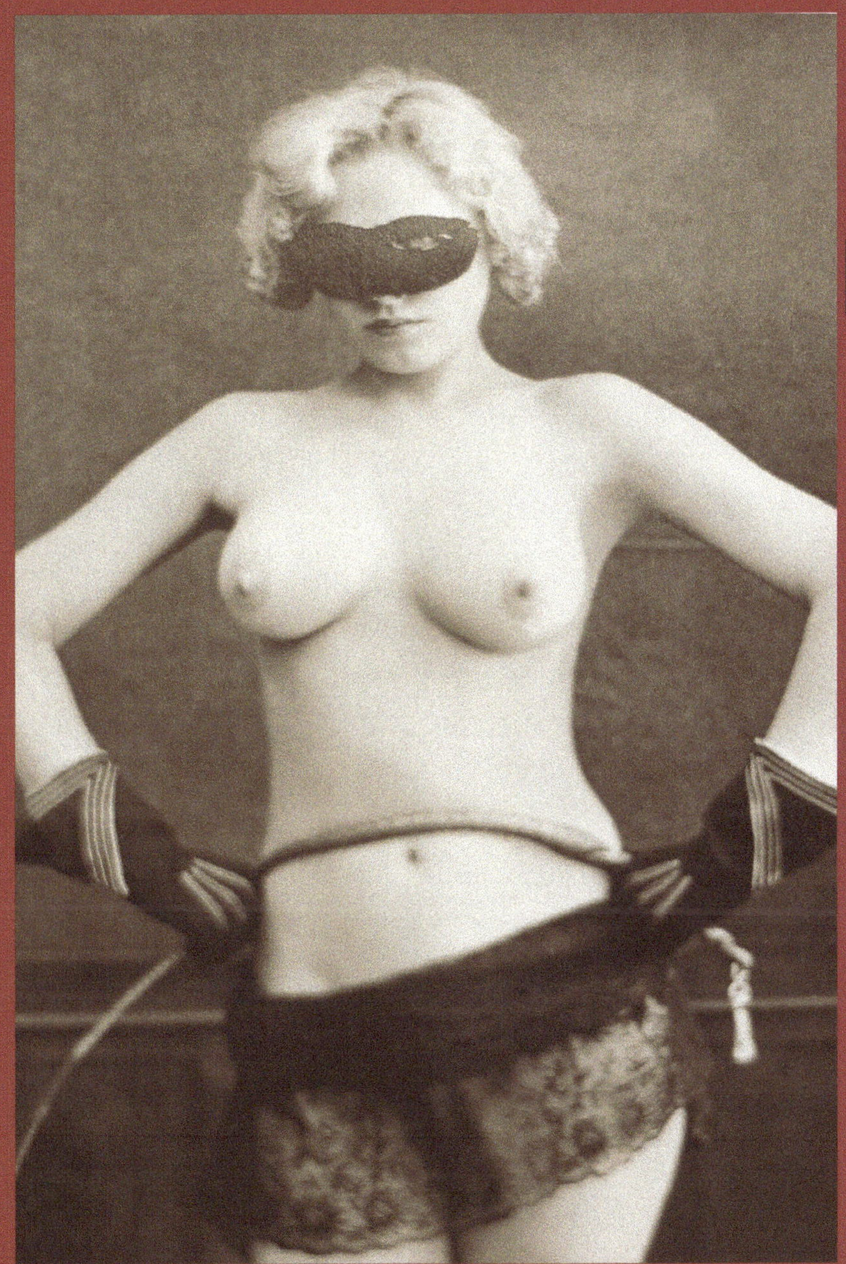

4. Amsterdam

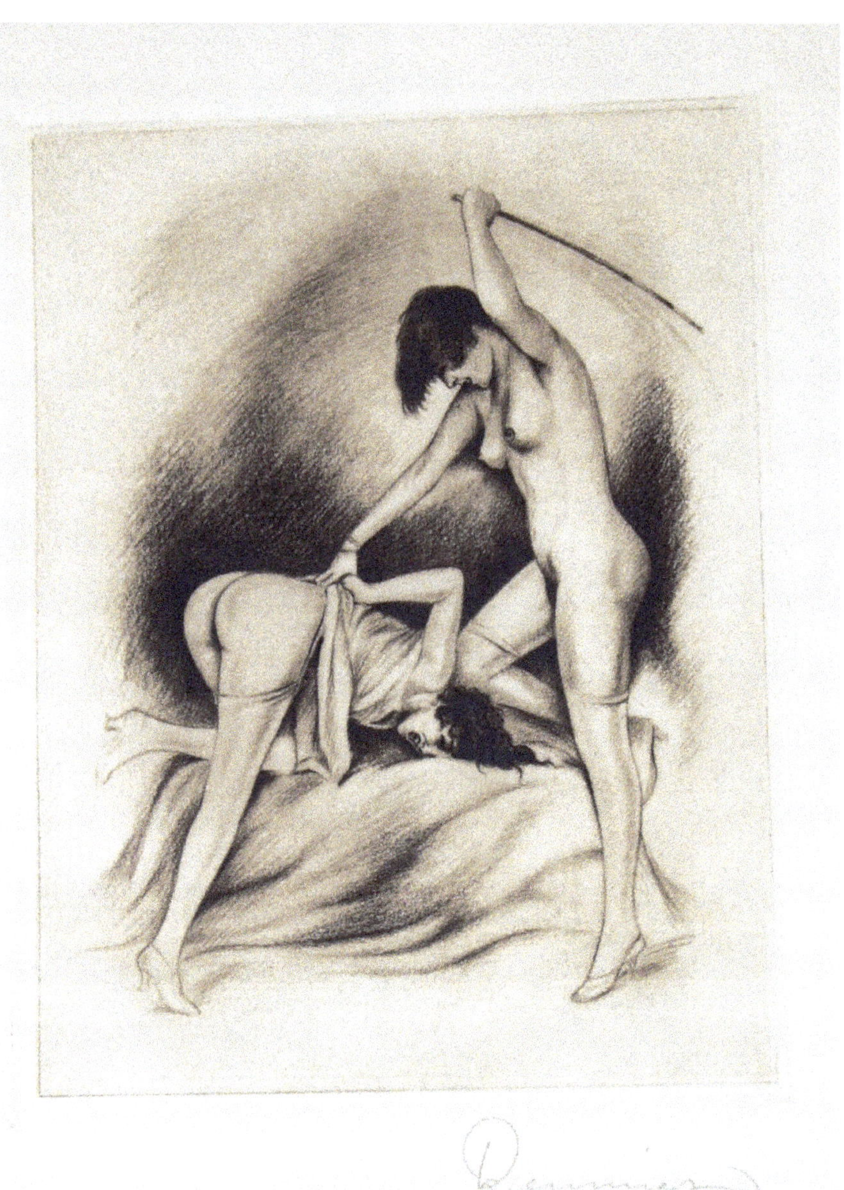

5. Reunier (Pseudonym von Breuer-Courth), 1925.

Das Moment an Gewaltsamkeit gehört, in welcher Verdünnung auch immer, wohl zu den Ingredienzien des erotischen Erlebens. Aber was ehemals „Unzucht" hieß, wurde saniert, desinfiziert, hygienisch verpackt und auf eine juristisch akzeptable Vertragsebene gehievt. Diskussionen über „Gewalt gegen Frauen" und „Kindesmissbrauch" schufen ein Klima, in dem jede von Gewaltsamkeit auch nur angehauchte erotische Begleitfantasie verdunsten musste. Doch Gewaltsamkeit und Schmerz bleiben, wie Bataille wohl wusste, unzertrennbar mit dem Erleben der Lust verquickt.

Hören wir die Äußerung einer portugiesischen Nonne („Maria Alcoforado – Liebesbriefe einer portugiesischen Nonne"), deren Sätze nach Jahrhunderten auch heute noch aktuell klingen:

„Die Schmerzen sind es, aus denen wir uns selbst gebären. Wir wollen die Schmerzen meiden. Und dadurch töten wir uns. Wenn wir die Schmerzen nicht fühlen wollen, töten wir unser Gefühl ab. Wir haben nicht keine Organe zum Fühlen von Schmerzen und andere zum Fühlen von Glück. Wer sich gegen die Schmerzen panzert, der panzert sich auch gegen das Glück oder gegen die angenehmen Gefühle. Das, worauf es ankommt, ist nicht eine bestimmt Art von Gefühlen. Es kommt darauf an, überhaupt wahrzunehmen, überhaupt fühlen zu können. Lebendig zu sein".

Im Mittelalter war es das Auge Gottes, das Gefallen fand an den Nonnen und Mönchen, die sich geißelten. Dabei ging es weniger um „Sexualität", als um die Erregung religiöser Imagination, die mit ekstatischer Erfahrung verbunden war. Diese kann erotisch-spirituell sein oder wie bei Marquis de Sade, erotisch-sinnlich. Beide Erfahrungen mögen konvergieren.

Wenn es bei den Inszenierungen der Mönche und Nonnen, die sich geißelten, um ein Ritual der „Vergegenwärtigung" ging, in dem das Verhältnis zwischen Mensch und Gott in bestimmter Weise gefasst wurde, können wir das Ritual gleichermaßen als „Vergegenwärtigung" des Menschen im Schmerz interpretieren. Erst der Psychologie des 20. Jahrhunderts ist es gelungen, den anderen Pol im Verhältnis von Mensch und Gott zu beleuchten: Nicht nur eine Unmittelbarkeit zu Gott wurde hergestellt, sondern primär die Erfahrung der Unmittelbarkeit seiner selbst. Darüber später.

Das Phänomen der Geißelung durchzog das ganze Mittelalter. Sie galt nicht nur als Geste der Buße, der Imitatio Christi, sondern auch als Therapeutikum zur Erregung erlahmter Affekte. Die Geißelung, so hieß es, stimuliere den Fluss der Säfte und damit auch die Stimmung der Seele. Sie sei ein wirksames Therapeutikum gegen die Melancholie, welche die Seele gefangen nimmt und lähmt, da sie doch nicht nur den Säftefluss anregt, sondern gleichzeitig die Imagination, die Produktion von Fantasiebildern, die die Seele aus der Melancholie herauszuführen vermögen.

Für die Geißelung im Klosterleben fand der Begriff „disciplina" Verwendung; seit dem 12. Jahrhundert bezeichnet „disciplina" zudem das Instrument selbst, die Geißel, Rute oder Peitsche.

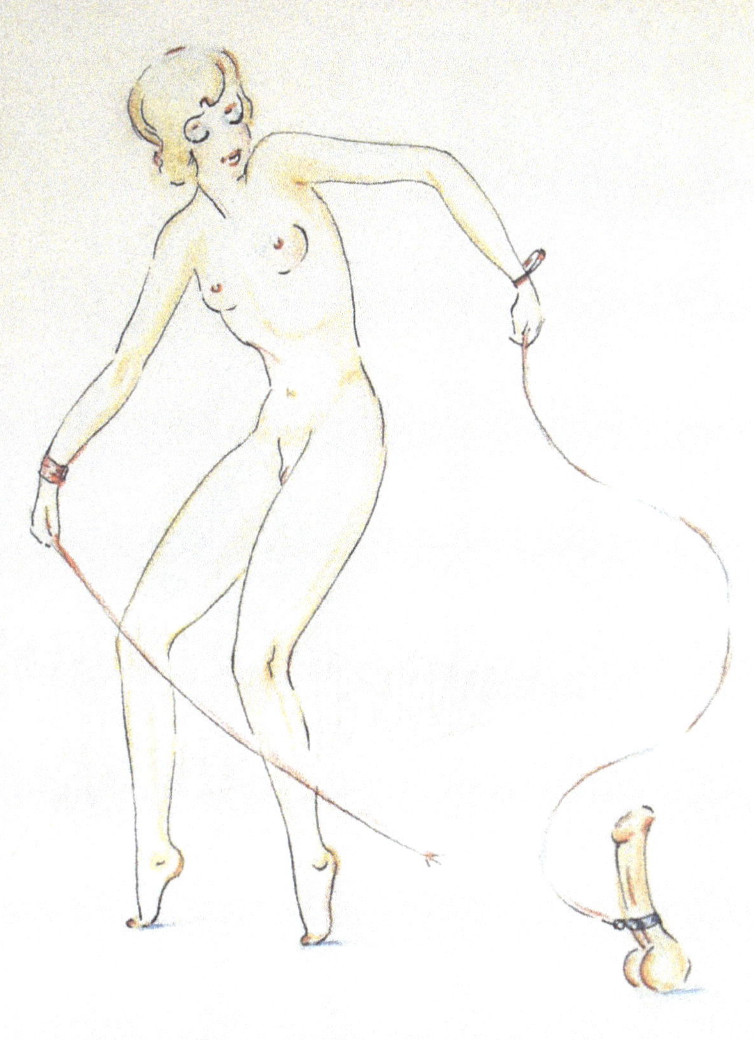

6. Campa (Pseudonym), 1936.

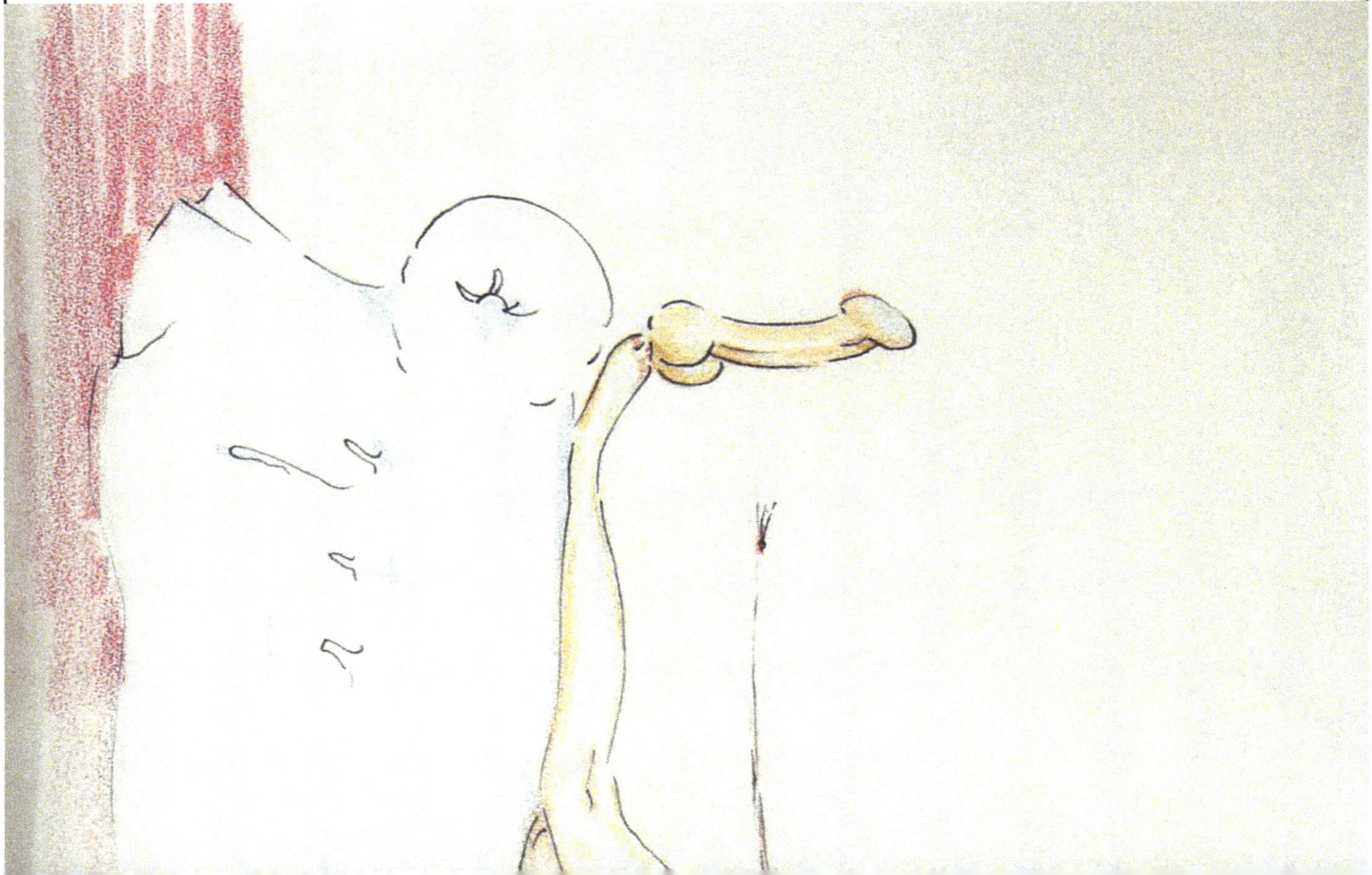

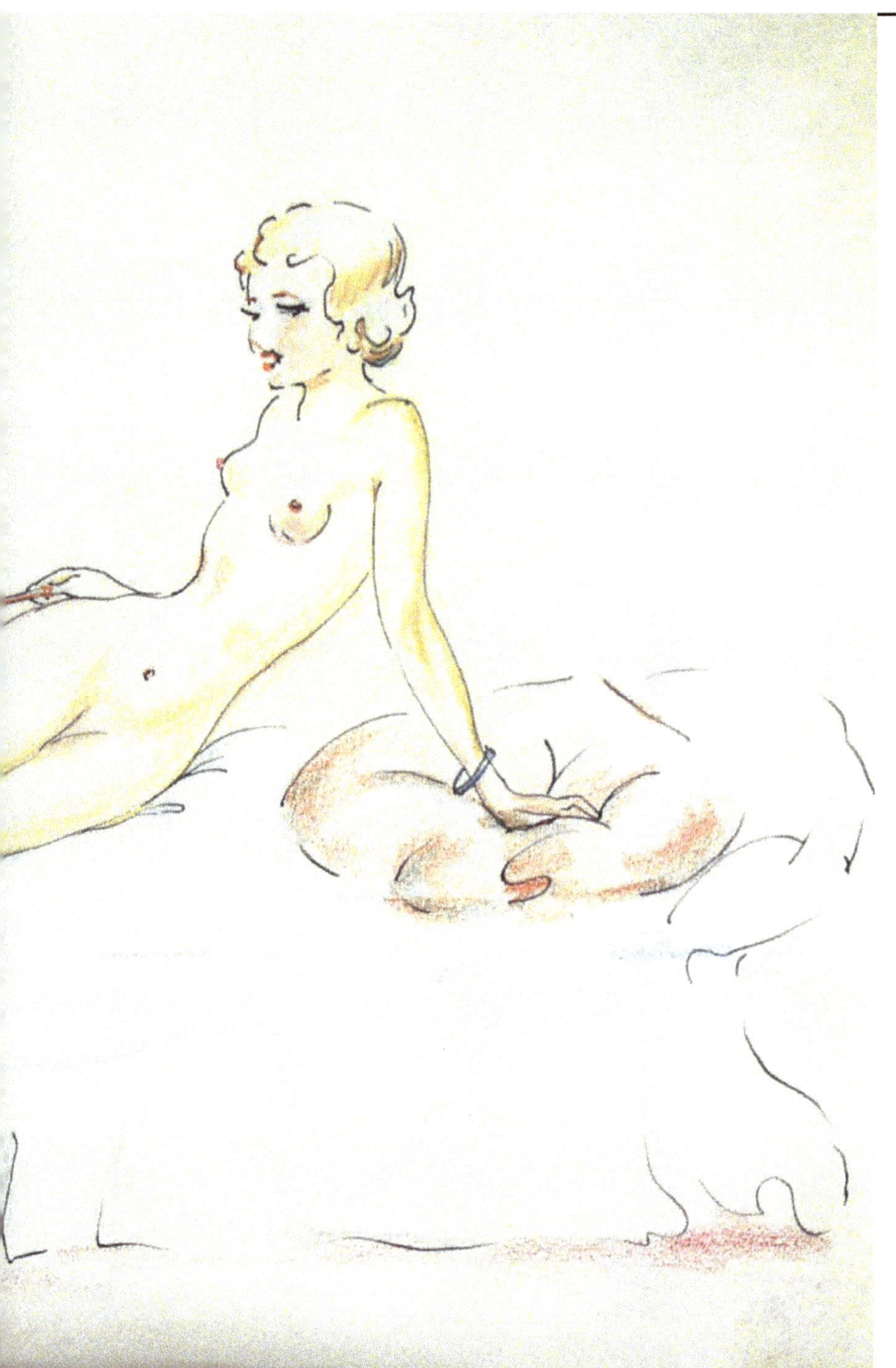

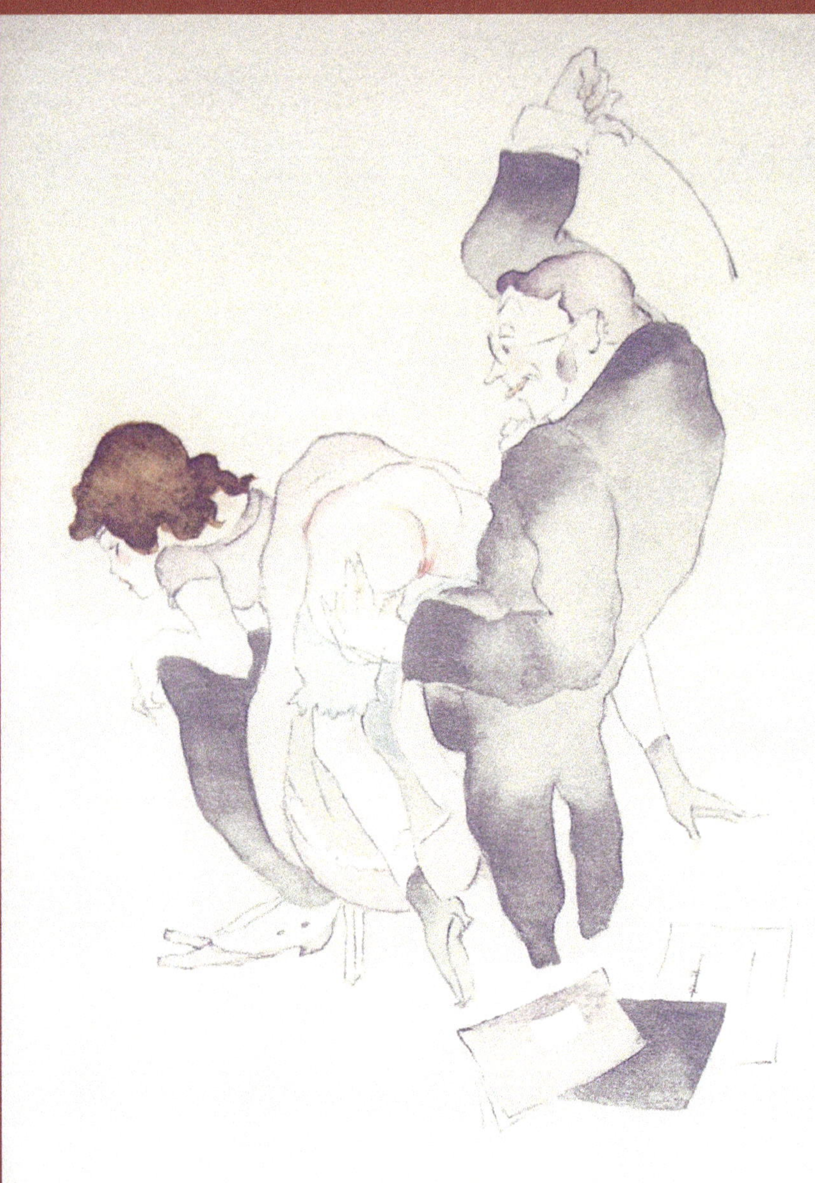

Nikolaus Largier sieht in seinem Buch „Lob der Peitsche" in diesen Übungen eine gleichzeitige Bejahung und Verneinung des Körpers. „Man kann durchaus von einer radikalen Individualisierung sprechen, die hier stattfindet. Jede Geste ist Bejahung und Verneinung zugleich, quält sie doch den Körper im Namen einer geistigen Freiheit, die letztlich nichts sein will als die absolute Affirmation des Körpers, die Überwindung der Dualität von Körper und Geist im Moment der Auferstehung und des Sieges über den Tod". Im gleichen Maße, wie die Flagellation als Negation des Körpers erscheint, ist sie auch dessen radikale Affirmation. Es gibt kein Heil – ohne den Körper, obwohl dieser es ist, der angeblich aller Freiheit im Wege steht.

In der Mitte des 14. Jahrhunderts fanden, gleichzeitig mit dem Auftauchen der Pest, Geißelprozessionen fast überall in Mitteleuropa statt. Priester und Grafen, Ritter und Knechte, Bürger, Bauern und Professoren nahmen an ihnen teil. Der zürnende Gott, der die sündige Menschheit zu vernichten drohte, sollte mithilfe Marias und durch Geißelhiebe versöhnt werden. Es schien, als ob die Menschen Angst hätten, „die Macht Gottes wolle sie sonst durch Feuer vom Himmel verzehren oder durch eine Spalte in der Erde verschlingen oder durch ein mächtiges Erdbeben und andere Plagen vernichten", so ist in einer zeitgenössischen Schrift zu lesen. Man kann hier von einer „Geißelmode" als einem epidemischen Massenphänomen sprechen. Vor allem setzten die Geißlerzüge sich aus Männern zusammen, doch gelegentlich ließen sich auch Männer und Frauen gemeinsam öffentlich geißeln. Auffallend war dabei stets die Theatralisierung und Ritualisierung dieser Geißlerveranstaltungen.

Vorige Seite
7. Campa
(Pseudonym),
1936.

8. Godal
(Pseudonym),
um 1925.

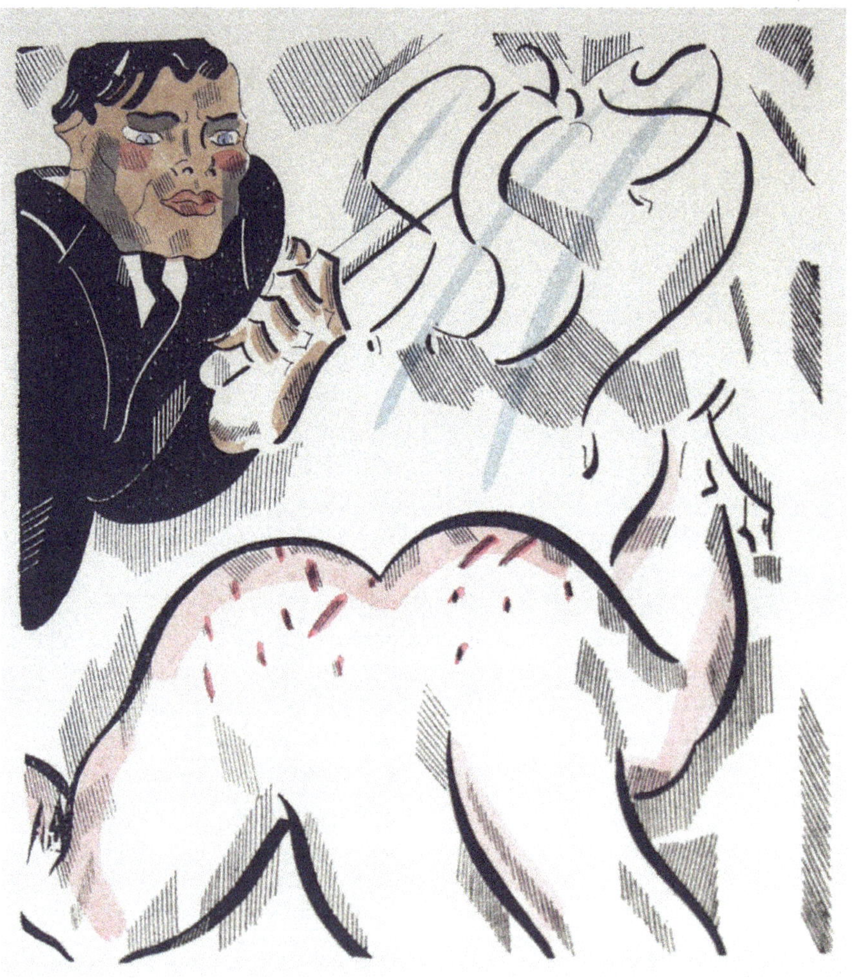

9. Anonym.
1930

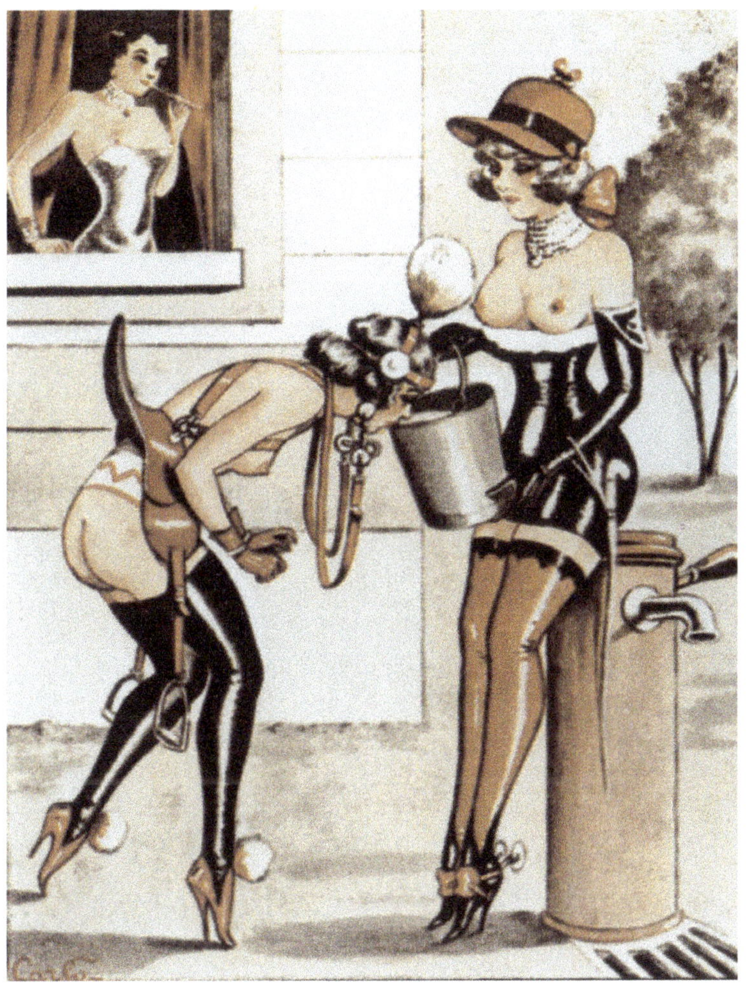

10. Carlo. 1930.

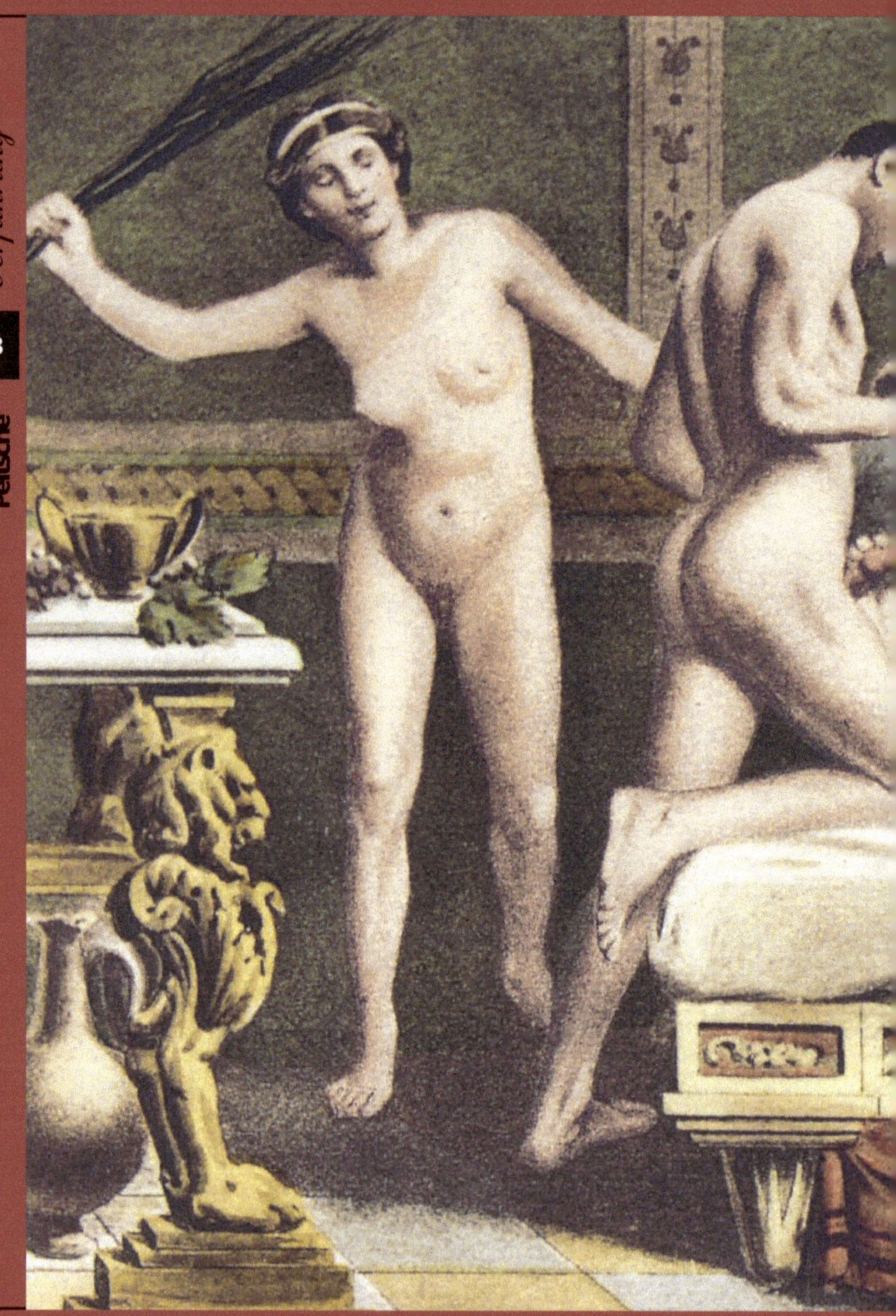

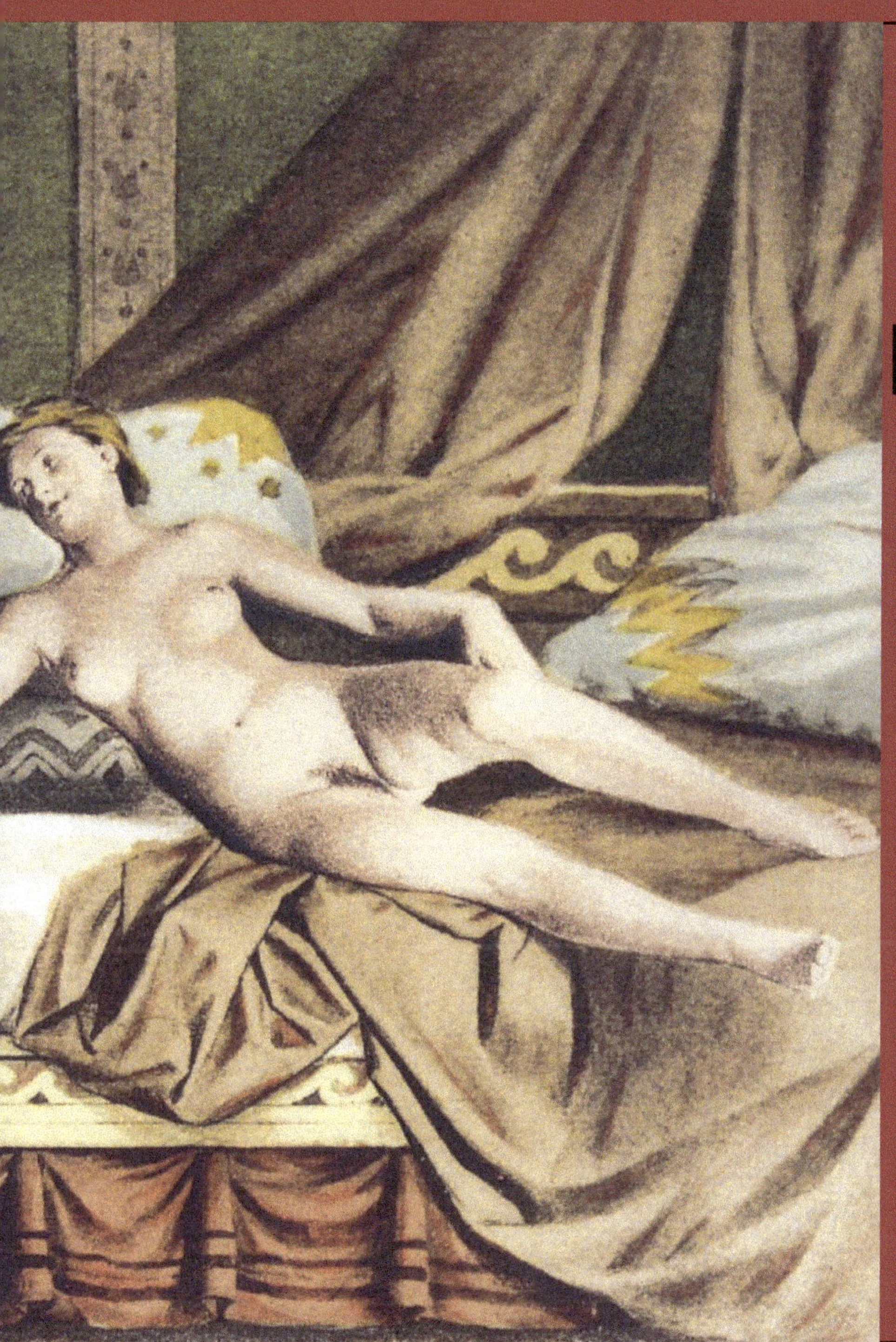

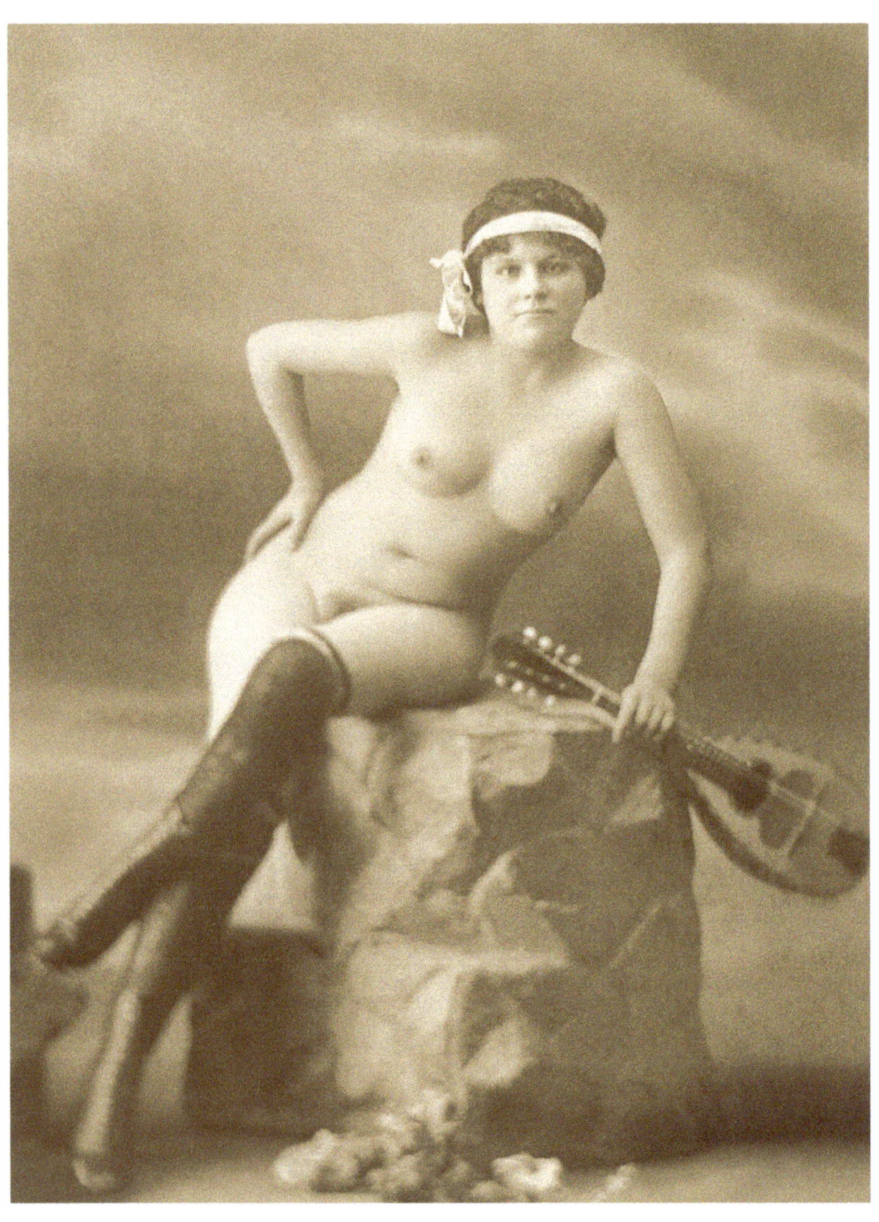

Merkwürdig ist, dass diese Bewegung einherging
mit den Anfängen der Konstituierung des
bürgerlichen Individuums in Europa.
Insbesondere die italienische Renaissance war
hier von großer Bedeutung. Und mehr noch als
nördlich der Alpen war die Geißlerbewegung
hier, in Italien, ein eigentlich städtisches,
frühmodernes Phänomen. „Buße als urbane
Praktik", so hält Largier fest, „hat sich hier eine
Form geschaffen, die mit der Entfaltung neuer
städtischer Lebensformen Hand in Hand geht
und in der auch die Selbstgeißelung zumindest
bis ins 18. Jahrhundert ihren Stellenwert
behielt". Bei ihren Geißelungen und
Prozessionen durch die Städte trugen die meisten
Geißler-Gemeinschaften Kapuzen und Kreuze,
wie sie noch heute in Spanien während der
Semana Santa zu sehen sind.

Das Zeitalter der Aufklärung überführte den
heilsgeschichtlichen Diskurs in einen
psychologisch-medizinischen. So unterstellte der
Lübecker Arzt Johann Heinrich Meibom 1639,
dass die imaginierte Nähe zu Gott und die in
der Geißelung inszenierten Bilder spiritueller
Wollust nichts anderes seien als die verdeckte
und sublimierte, in der Verbindung von Lust
und Schmerz auch perverse Erfüllung eines in
Wahrheit immer erotischen Begehrens. „Diese
seltsame Zeremonie der Rutenhiebe", so
Meibom, „facht das Feuer der Wollust in diesen
Personen dermaßen an, dass sie schäumen und
jenes Glied, das von ihrer Mannheit zeugt, gen
Himmel emporstarren lässt". Und er zitiert
Pico von Mirandola: „Ich kenne einen
Menschen von sehr verliebtem Temperamente,
der demungeachtet keine Frau zu caressieren
vermag, ohne vorher gegeißelt zu sein.
Umsonst hält ihm seine Vernunft entgegen,
dass seine so raffinierte Wollust eine sträfliche

Vorige Seite
11. Paul Avril,
   1910.

12. Amsterdam

Handlung sei, ja er macht dem Geißler sogar Vorwürfe, weil er nicht heftig genug zuschlage, wenn Ermattung oder Mitleid dessen Anstrengungen abnehmen lassen. Der Patient befindet sich nicht eher auf dem Gipfel seiner wollüstigen Empfindungen, bis er Blut aus den Wunden träufeln sieht". „Glaubwürdige Personen", fährt Meibom fort, „wollen einen Mann gekannt haben, welcher bei dem kältesten Temperamente, das ihn zu den Diensten der Venus ganz ungeschickt machte, die lebhafteste Einbildungskraft besaß, die ihn stets mit erotischen Bildern quälte. Zum Liebeskampfe gebrach es ihm an natürlicher Wärme und physischer Kraft, daher er mit Rutenhieben diese gewaltsam aufregen musste. Schwer ist zu entscheiden, ob diese Manipulation oder der Beischlaf selbst ihm höheren Genuss bereitete?

Er ließ sich sogar zu Bitten gegen diejenigen herab, welche er zu seinen Peinigern sich auszuwählen pflegte. Die Ruthen ließ er immer einen Tag vorher in Essig legen. Schlug man ihn nicht heftig genug, so warf er mit Schimpfreden und den heftigsten Vorwürfen um sich. So lange nicht Blut troff, hielt er die Arbeit für unvollkommen. Dieser Mann war vielleicht der Einzige, welcher Schmerz und Lust zugleich empfand, indem ohne den Ersteren er sich kein Wollustgefühl verschaffen konnte. Blutströmungen waren die Vorzeichen seines Hochgenusses".

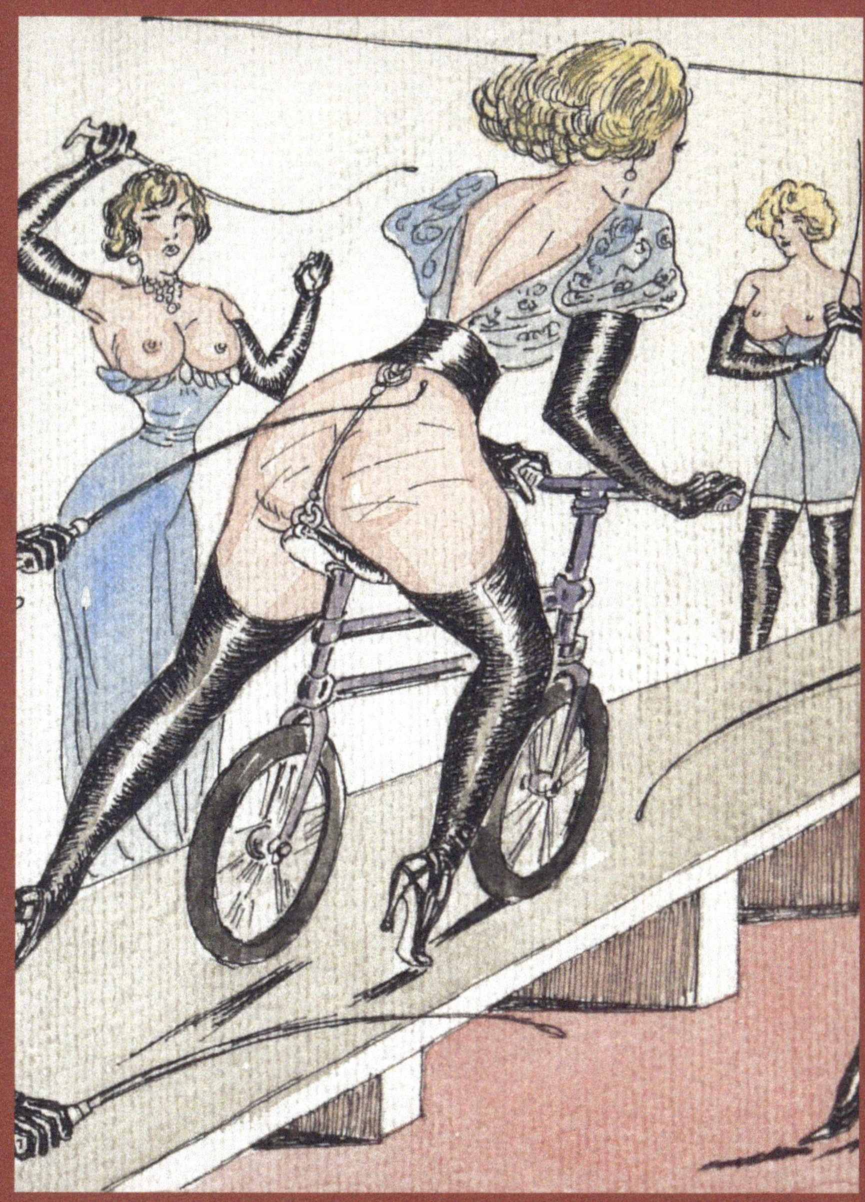

13. Anonym 1930.

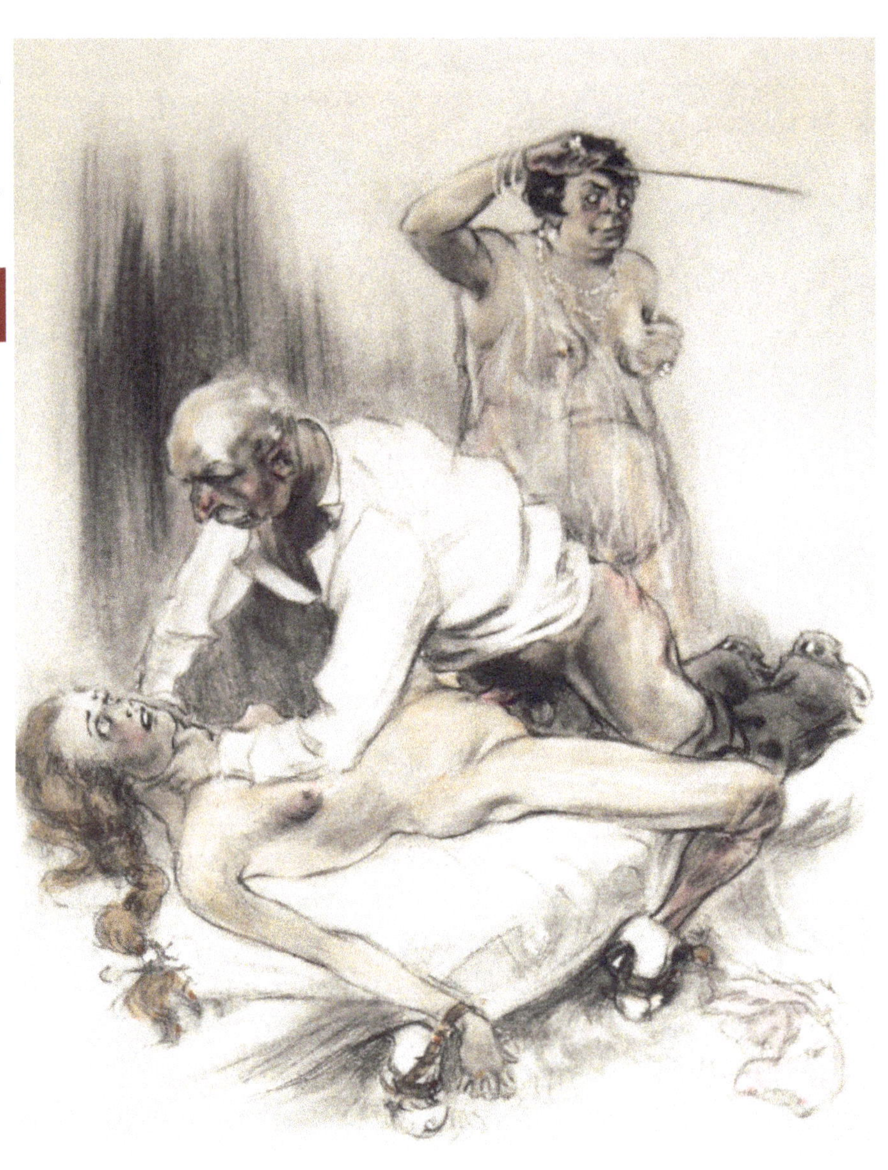

14. Anonym 1925.

Diese neue Sicht förderte das Misstrauen
gegenüber den angeblich lasziven Mönchen und
verdorbenen Nonnen, die durch solche
vordergründig frommen Praktiken sich nur
erotisch auslebten. Nichts sei demnach
anzüglicher, lüsterner und pikanter als der
Mönch und die Sünderin, die Nonne und ihre
Schwestern. Unter ihrem Habit verbergen sich
Satyr und Nymphe. Die Skandalgeschichte von
Cathérine Cadière und Pater Girard, deren
Prozessakten 1731 veröffentlicht wurden und
deren erste literarische Bearbeitung 1748 unter
dem Titel „Thérèse philosophe" erschien, ist
hierfür eine Schlüsselgeschichte.

Als klassisches Land der Flagellation jedoch gilt
England. In seinem Essay „Die Flagellomanie"
schrieb Eugen Dühren, ein Pseudonym von Iwan
Bloch, 1902: „In keinem Lande ist die
Leidenschaft für die Rute so systematisch
gepflegt und ausgebildet worden, wie in England,
in keinem Lande ist die gesamte Literatur seit
dem 17. Jahrhundert, die poetische und die
prosaische, die anständige und die
pornographische so sehr erfüllt von diesem
Thema wie hier. Gleichfalls haben nirgends sonst
Bühne und Tageszeitungen dasselbe in solcher
Öffentlichkeit behandelt, was bei der sonstigen
englischen Prüderie in sexuellen Fragen doppelt
auffällig ist. Endlich dürfte ein anderes Volk
kaum so zahlreiche Künstler aufweisen, die ihr
Talent diesem eigenartigen Sujet gewidmet
haben, wie dies in England der Fall ist".

England, das Land, in dem der bürgerliche
Charakter sich sehr früh herausbildete: Welche
Gewalt musste das Subjekt sich antun, um sich
als – männliche -Identität zu konstituieren?

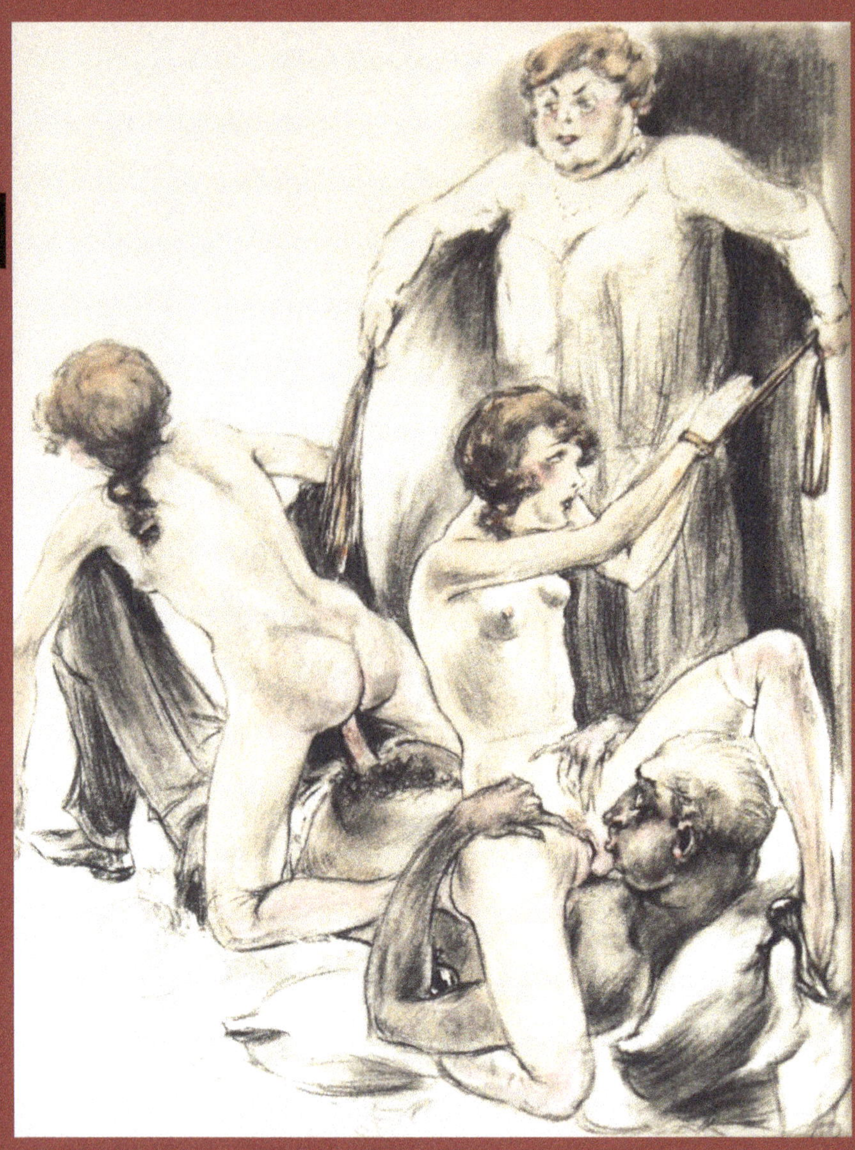

15. Anon. 1925.

Hat das „Laster" der Flagellation in England tiefer Wurzeln geschlagen als anderswo? Oder sticht es hier eher ins Auge, da es im Unterschied zu den katholisch-romanischen Ländern nicht religiös verbrämt ist? Während dort die Flagellation auf den religiösen Bereich beschränkt blieb, gestattete der weltliche Charakter in England dagegen eine weitere Verbreitung.

So gab es Bordelle, die ganz der flagellantistischen Prostitution vorbehalten waren. Seit dem Ende des 18. Jahrhunderts und durch das ganze 19. Jahrhundert stellten sie eine charakteristische Erscheinung der Londoner Prostitution dar. Eugen Dühren schreibt dazu: „Diese Bordelle, welche seit 1800 immer zahlreicher in London auftauchten, waren ausschließlich der Flagellation gewidmet, weshalb die Bezeichnung `Flagellationsbordelle` eine zutreffende ist. Sie waren meist mit großer Pracht eingerichtet und dienten nicht nur als Orte, wo die Männerwelt nach Herzenslust sich der passiven Flagellation unterziehen konnte, sondern auch als Lehranstalten (sit venia verbo) für diejenigen Mädchen und Frauen, die die `Kunst` der graziösen und wirksamen Applikation der Rute erlernen wollten".

Die „Ars flagellandi" entwickelte sich zu einer hohen Kunst, auch in Englands berühmten Privatschulen, den Public Schools. Hier wurde die englische Elite herangezogen: Geistliche, Professoren, Unternehmer und Regierungsbeamte wurden hier ausgebildet. Die Prügelstrafe galt dort als eine unverwüstliche Tradition. Oft lag die „Disziplin" in den Händen der Schüler selbst. Doch „der Schlüssel zum Ganzen war der Schulleiter, gleichermaßen unnachahmliches Ideal, gerechter Richter und oberster Zwangsherr"; so resümiert Peter Gay in seiner Studie „Kult der Gewalt. Aggression im bürgerlichen Zeitalter" (1996). Die Direktoren waren im Austeilen der Prügel wahrhafte Demokraten. Ein Ex-Schüler erinnert sich an John Keate, den beliebten Eton-Direktor: „Er hatte keine Lieblinge und verprügelte völlig unparteiisch den Sohn eines Herzogs ebenso wie den Sohn eines Lebensmittelhändlers". Man prügelte – im vollen Vertrauen auf die Wohltaten der Rute.

Wenn auch die erotischen Nebentöne nicht bewusst wurden, so schimmerten sie hie und da doch durch. So auch bei Dickens, der die Prügelstrafe gutzuheißen schien. In „Our Mutual Friend" beschreibt er den engelhaften Mr. Wilfer: Er sei so „knabenhaft in seinen Rundungen und Proportionen, dass sein alter Lehrer, wäre er ihm begegnet, vielleicht der Versuchung nicht hätte widerstehen können, ihn auf der Stelle mit dem Rohrstock zu verprügeln".

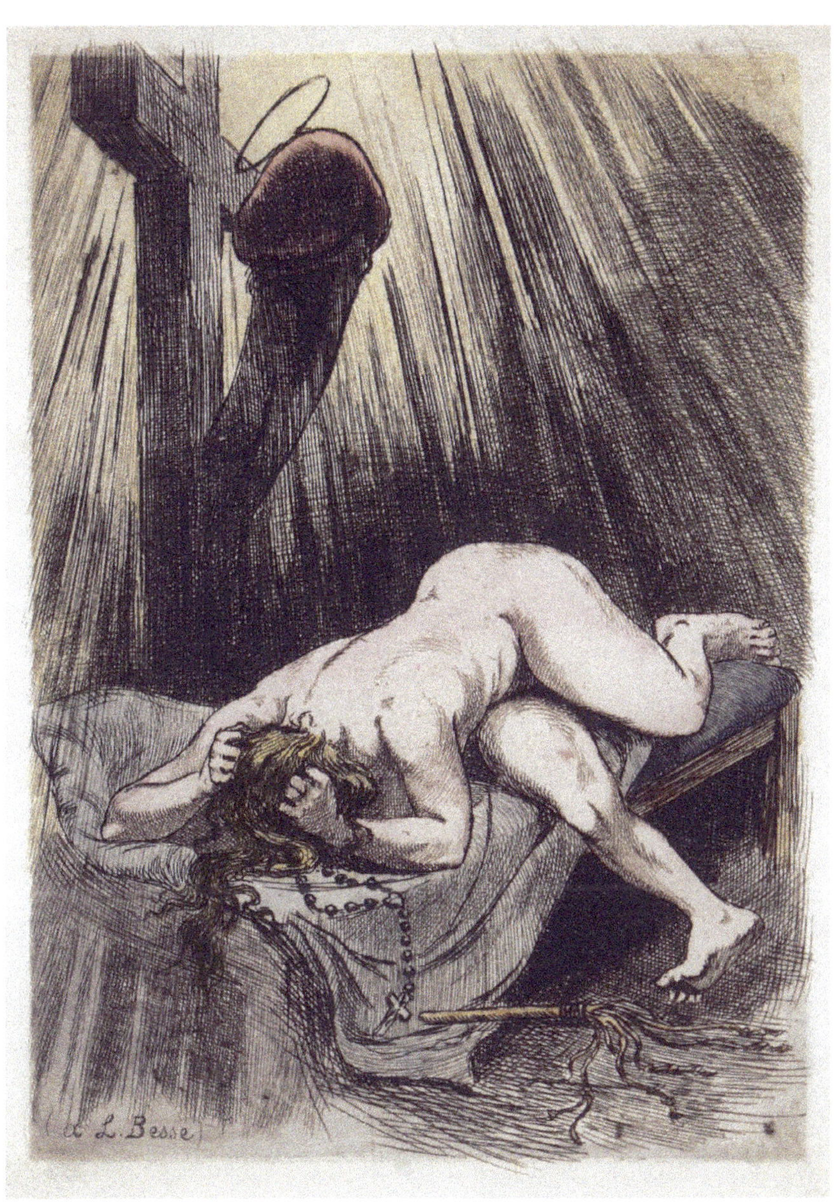

16. Martin van Maele, 1907.

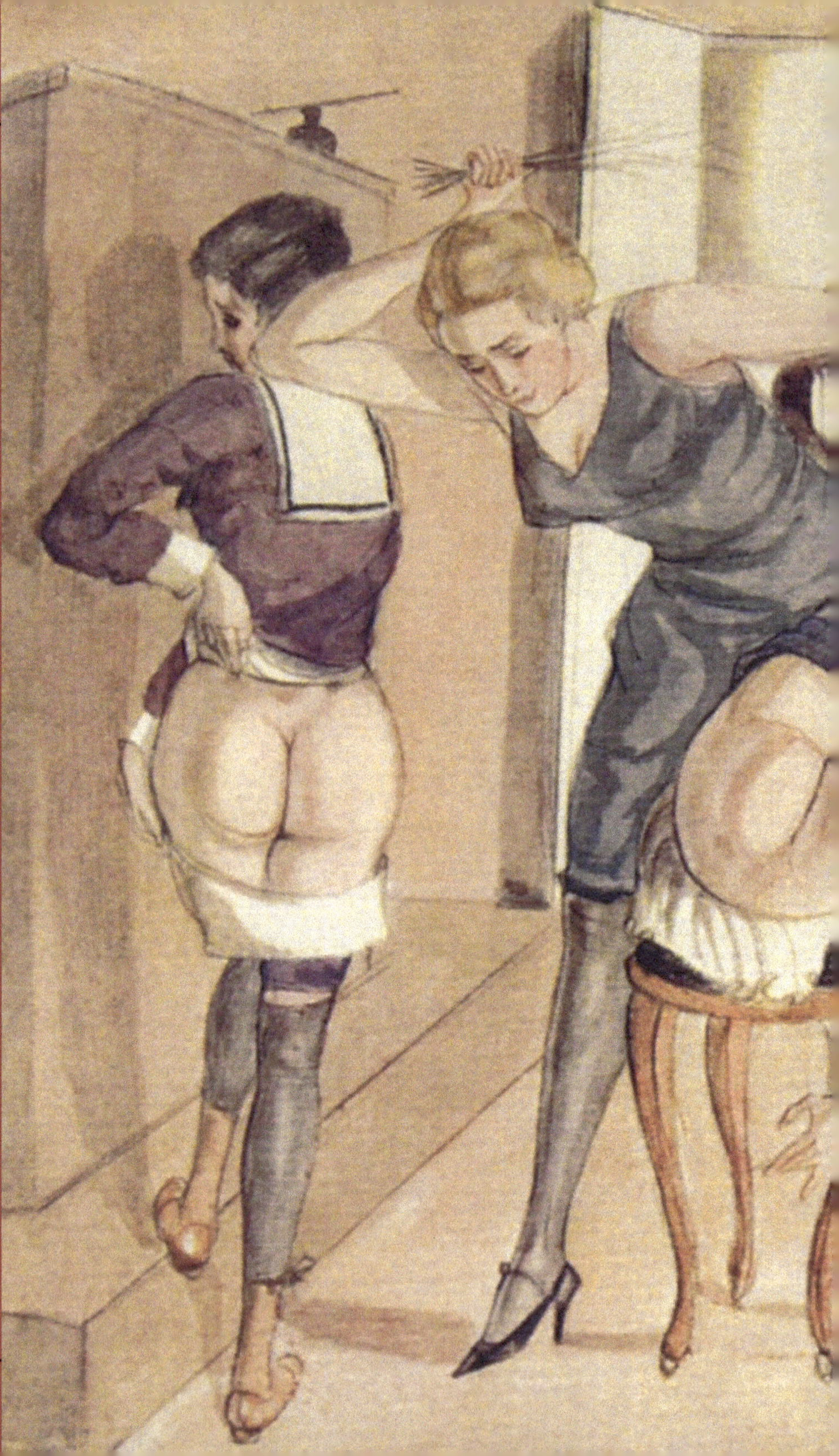

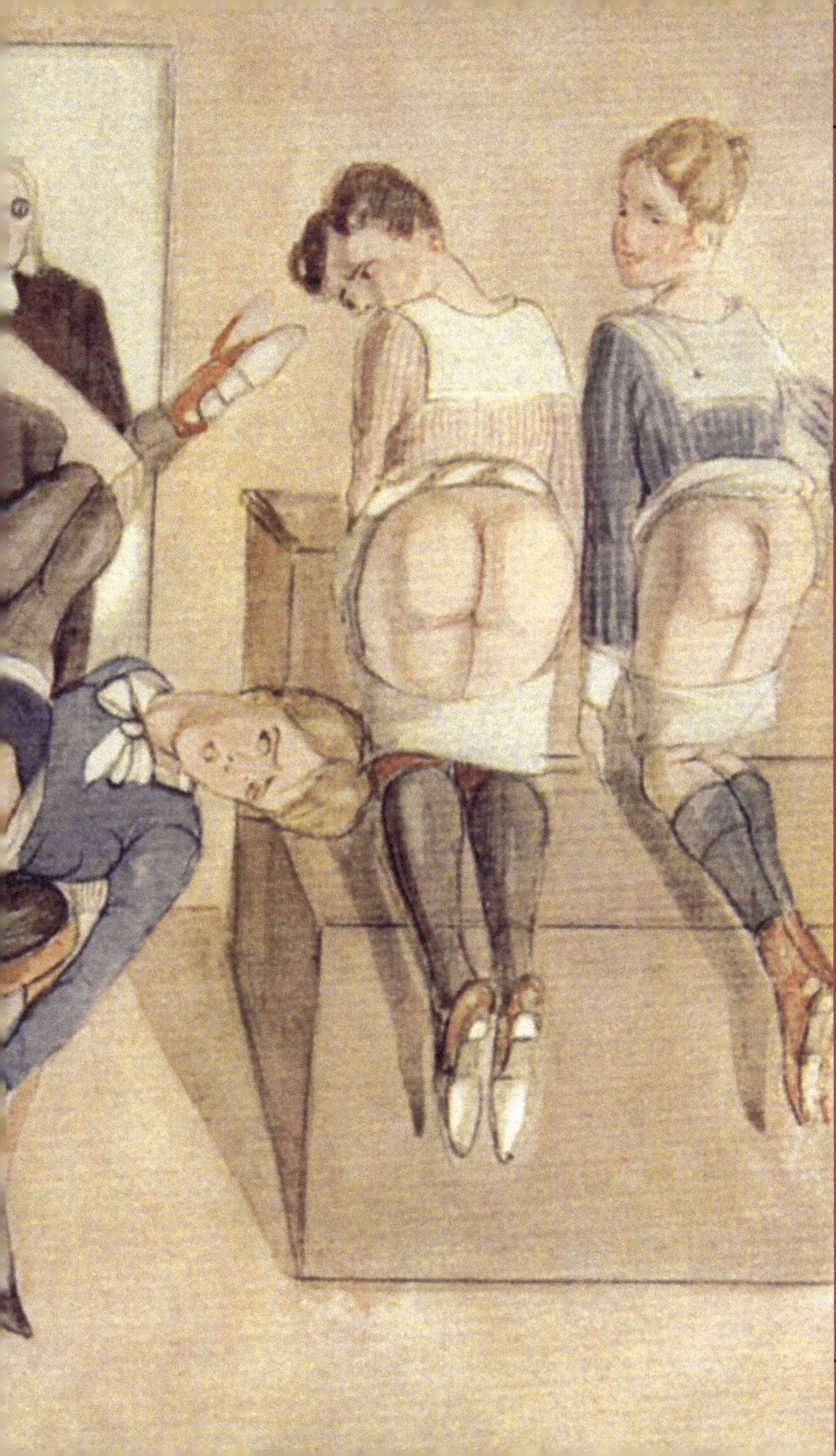

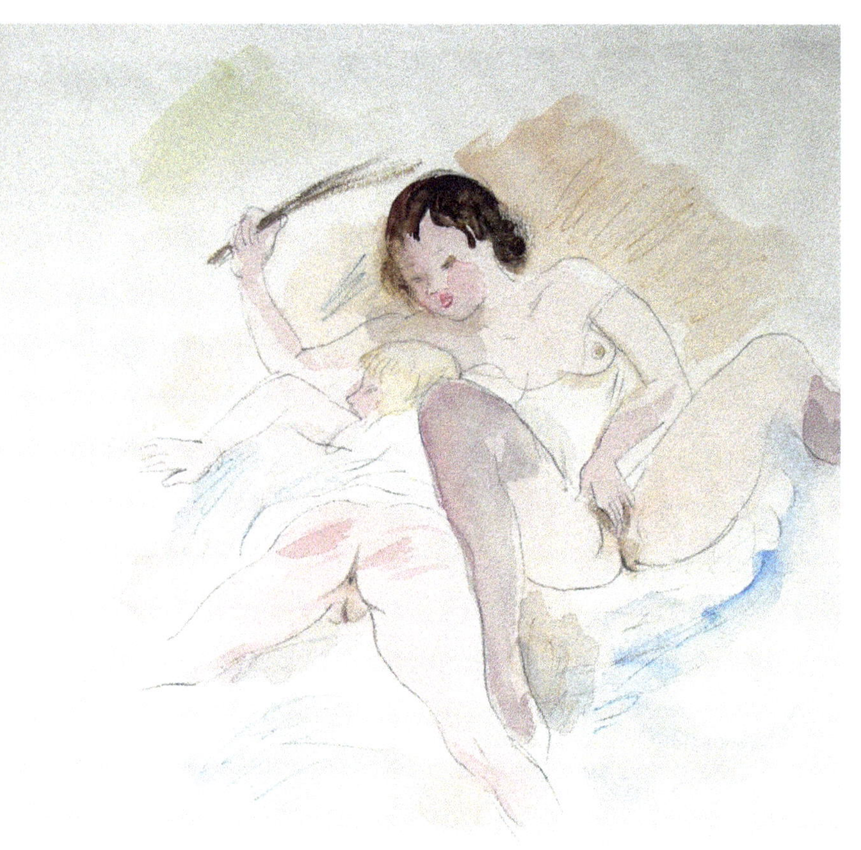

Vorige Seite
17. Hegemann, um 1925.

18. Otto Schoff, 1925.

Die Hiebe mit dem Rohrstock waren nicht nur eine Züchtigung, die man fürchtete, sondern zugleich auch ein Stimulans, das man ersehnte. Swinburne, ein Eton-Schüler, der seine masochistischen Neigungen in freimütigen Romanen und Gedichten unsterblich machte, war nur der berühmteste unter den vielen Zöglingen der Public Schools, die, wie Gay darstellt, „als Erwachsene nach körperlicher Züchtigung gierten und sie in ihrem Seelenleben brauchten wie der Drogenabhängige die tägliche Dosis".

Die Prügelstrafe hat sich in England bis heute erhalten.

Gegen Ende des 19. Jahrhunderts nannten französische Schriftsteller dieses Verlangen nach der Rute „das englische Laster". Und erst gegen Ende dieses Jahrhunderts verfügten die gebildeten Bürger über Begriffe für das Verhalten derer, denen Quälen und Gequältwerden Lust bereitete: Sadismus und Masochismus. Es war der berühmte österreichische Psychiater Richard von Krafft-Ebing, der die Begriffe prägte, wobei er sich auf zwei namhafte Schriftsteller bezog. Im bürgerlichen Jahrhundert war Sade fast völlig unbekannt. Am bekanntesten von seinen zahlreichen Werken war das in den 90er Jahren des 18. Jahrhunderts erschienene Romanpaar „Justine" und „Juliette".

Die Flagellation ist in diesen Werken von herausragender Bedeutung. So klärt Clairwil, der Juliette vier Frauen vermittelt, sie über ihre eigenen Gelüste auf:

„Nun also, schicke mir deine vier Weiber, dazu auch Ruten, wenn du mich entladen sehen willst`. - `Ruten? Pflegst du denn zu peitschen, meine Liebe ?` - `Gewiss, bis aufs Blut...

Desgleichen lasse ich auch mir tun. Es existiert für mich keine köstlichere Lust; nichts entflammt mehr mein ganzes Wesen.... Das Gefühl des Schmerzes in den ausgepeitschten Körperteilen versetzt das Blut in raschere Zirkulation und belebt die Geister, indem es in den Geschlechtsorganen eine außerordentliche Hitze erzeugt. Schließlich verschafft es dem Wollustsuchenden die Möglichkeit, den Akt der Befriedigung selbst dann zu vollziehen, wenn die Natur nicht mehr will, und die Freuden der Unzucht bis über die Schranken auszudehnen, die ihm die stiefmütterliche Natur gesetzt hat.

Was aber die aktive Flagellation betrifft, kann es auf der Welt ein größeres Vergnügen für abgehärtete Wesen wie uns geben? Gibt es eines, das die Grausamkeit besser spiegeln würde, das, mit einem Wort, diese Neigung zum Blutdurst, die uns die Natur verliehen hat, besser befriedigte? ... O, Juliette! Ein interessantes junges süßes Wesen, das uns möglichst seelenverwandt ist, aufs tiefste zu demütigen, sie diese Art der Qual grausam empfinden zu lassen, an ihren Tränen sich ergötzen, durch ihren Verdruss in Erregung geraten, an ihren Bewegungen sich aufgeilen, an den wollüstigen Zuckungen sich entflammen, die der Schmerz dem gequälten Opfer entlockt, ihr Blut und Tränen fließen zu lassen, sich daran weiden, an den qualvoll verzerrten Zügen und dem durch die Verzweiflung verursachten Muskelspiel ihres hübschen Gesichtes sich freuen, - ach, Juliette, welch wütendes Entzücken!"

19. Otto Schoff, 1925.

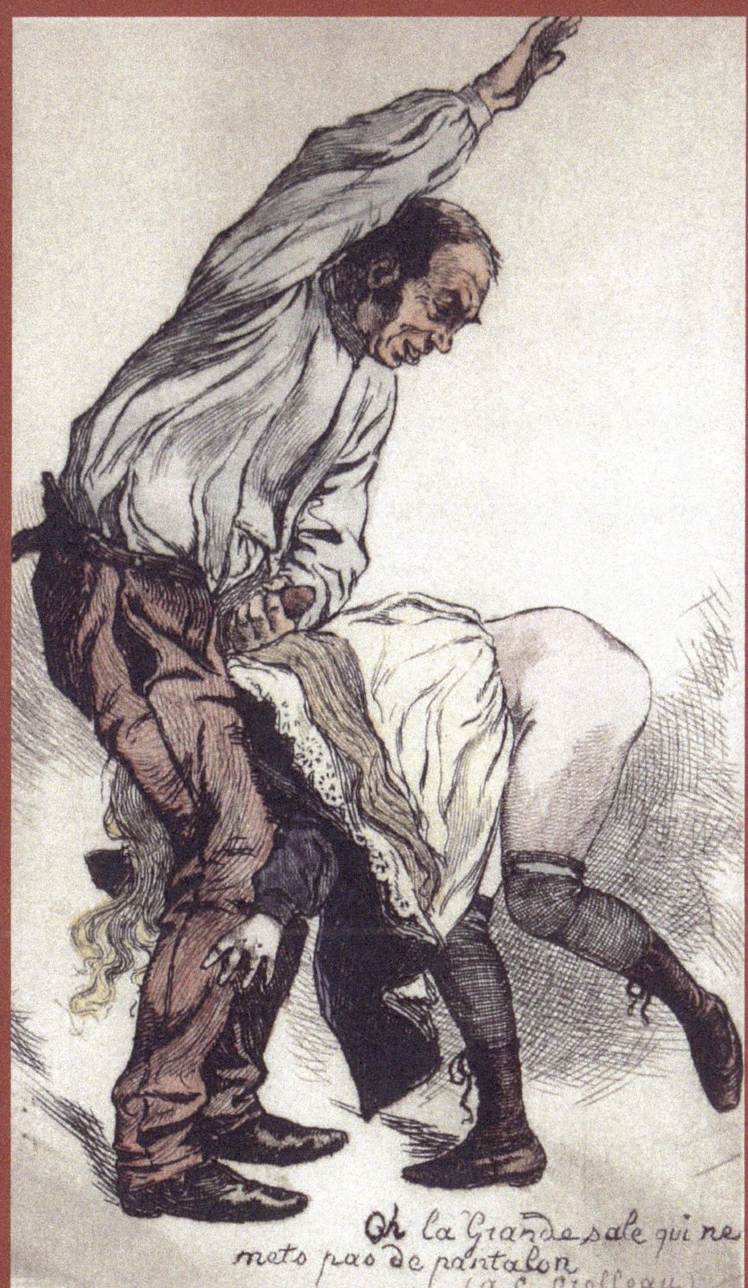

Oh la Grande sale qui ne
mets pas de pantalon
(a.c. Crolleau)

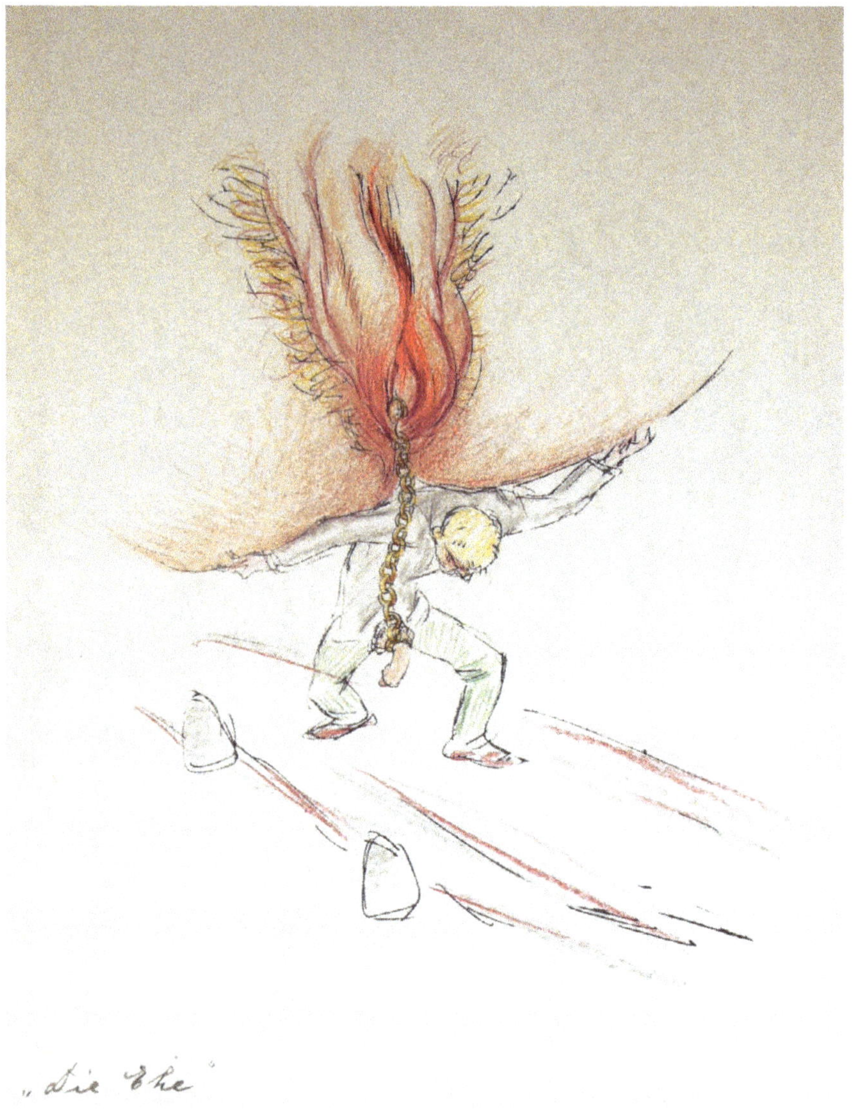

„Die Ehe"

Wie der Sadismus hatte auch der Masochismus ein lebendes Vorbild: den österreichischen Adeligen Leopold von Sacher-Masoch. Dass er einer allen Menschen zugänglichen Perversion seinen Namen geben musste, war sehr zu seinem Ärger.

In Sacher-Masochs Roman „Venus im Pelz" unterschreibt Severin, der Held, einen Vertrag, der ihn an seine Geliebte Wanda von Dunajew bindet. Sie verachtet Severin wegen seiner weiblichen Wünsche und würde ihm einen Mann vorziehen, der sie beherrschen könnte. Durch den Vertrag liefert Severin sich ihr völlig aus: „Frau von Dunajew darf ihren Sklaven nicht allein bei dem geringsten Versehen oder Vergehen nach Gutdünken strafen, sondern sie hat auch das Recht, ihn nach Laune oder nur zu ihrem Zeitvertreib zu misshandeln, wie es ihr eben gefällt, ja sogar zu töten, wenn es ihr beliebt, kurz, er ist ihr unbeschränktes Eigentum".

Der Wunsch des Mannes, eine gefügige, gedemütigte Frau zu sein, kann – über die Identifikation mit der unterlegenen Person – gleichermaßen auch in einem sadistischen Szenarium verhüllt zum Ausdruck kommen. Darum sind viele Paare, die bei sadomasochistischen Aufführungen mitwirken, oft auch zum Rollentausch bereit, auch wenn es Vorlieben für diese oder jene Rolle der Inszenierung gibt. Das sado-masochistische Gesamtgeschehen ist wichtiger als die Frage, wer Herr und wer Sklave sei.

20. Laszlo Boris, 1921.

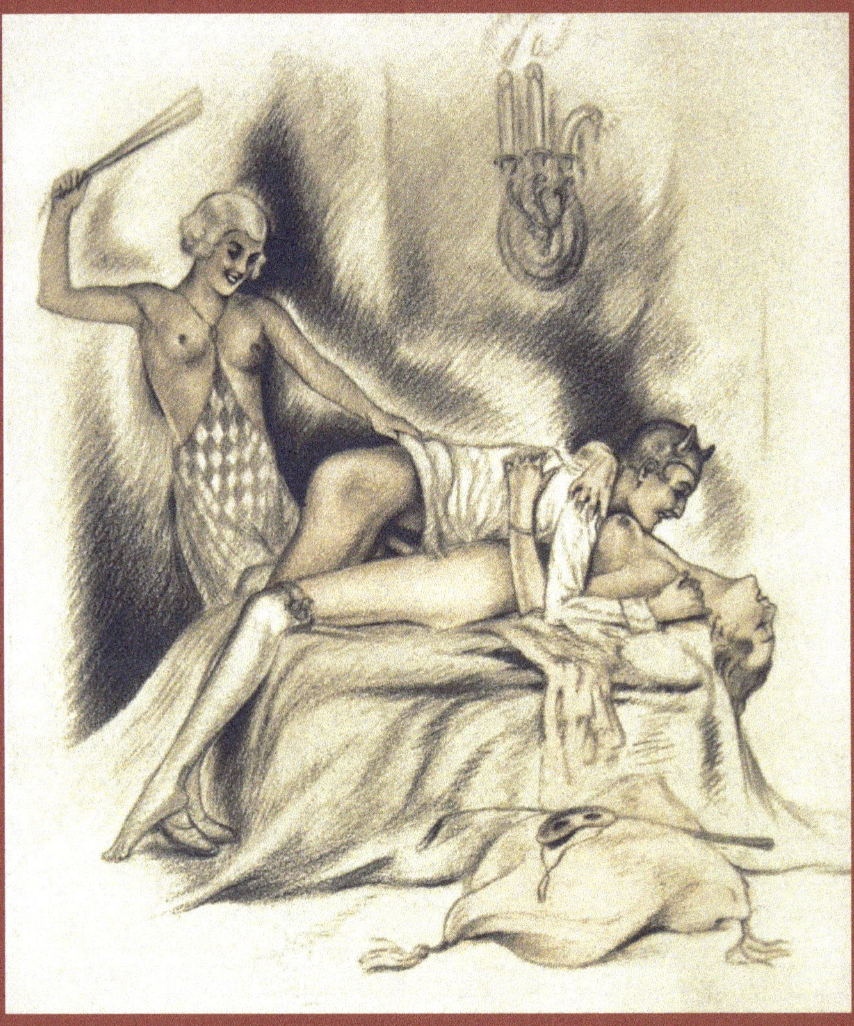

Mit Krafft-Ebing änderte sich auch die
Bewertung des Phänomens: Sadomasochismus
wurde nun zu einem pathologischen Befund.
Nunmehr ist er ein interessantes Krankheitsbild,
weil er das äußerste Paradox im Sexualleben
bezeichnet: eine Beziehung, in der Schmerz
höchste erotische Lust bereitet.

Doch schon in Krafft-Ebings Fallgeschichten
wird deutlich, dass der Schmerz weniger Quelle
als Bedingung der Lust ist. Sein Fall 50, 29 Jahre
alt, „erkannte, dass das Geißeln Nebensache, die
Hauptsache die Idee des Unterworfenseins unter
den Willen des Weibes sei". Und Herr X., Fall
51, 26 Jahre alt, „macht aufmerksam, dass die
Demütigung dabei die Hauptrolle spielt und nie
die Wonne einer Schmerzzufügung unterläuft".
Der Frau unterworfen zu sein ist auch für Fall
58, Herrn Z., 50 Jahre alt, die höchste Wonne:

„Eine üppige Frau mit schönen Formen,
namentlich hübschem Fuß, konnte ihn, wenn
sie saß, in höchste Erregung versetzen. Es
drängte ihn, sich ihr als Stuhl anzubieten, um
`soviel Herrlichkeit tragen zu dürfen`. Vor dem
Gedanken, mit ihr zu koitieren, hatte er
Horror. Er fühlte das Bedürfnis, dem Weibe zu
dienen. Es kam ihm vor, dass Damen gerne
reiten. Er schwelgte in dem Gedanken, wie
herrlich es sein müsste, sich unter der Last eines
schönen Weibes abzuquälen, um ihm
Vergnügen zu bereiten. Er malte sich die
Situation nach jeder Richtung aus, dachte sich
den schönen Fuß mit Sporen, die herrlichen
Waden, die weichen vollen Schenkel. Jede schön
gewachsene Dame, jeder hübsche Damenfuß
regte seine Fantasie immer mächtig an, aber
niemals verriet er seine absonderlichen, ihm
selbst abnorm erscheinenden Empfindungen
und wusste sich zu beherrschen.

21. Reunier
(Pseudonym
von Breuer-
Courth), 1925.

Er fühlte aber auch kein Bedürfnis, dagegen anzukämpfen – im Gegenteil, es hätte ihm leid getan, seine ihm so lieb gewordenen Gefühle preisgeben zu müssen". Am Anfang, so ist zu erkennen, war im Masochismus nicht die Tat, sondern die Phantasie. Dabei wird versucht, die Spannung zu verlängern und die „Endlust" zu vermeiden. Ihr Auftreten wird als „Horror" erlebt.

Auch erkannte Krafft-Ebing, dass die meisten, ja vielleicht alle Fälle von Schuhfetischismus auf der Basis mehr oder minder bewusster masochistischer Selbstdemütigungen beruhen.

Ein Zitat aus Goethes Gedicht „Lili`s Park" soll uns zeigen, dass auch solche Anwandlungen Ingredienzien der normalen Liebe sind:

„Sie streicht ihm mit den Füßen übern Rücken;

Er denkt im Paradies zu sein.

Wie ihn alle sieben Sinne jücken!

Und sie, sieht ganz gelassen drein....

Ich küss` ihre Schuh, kau` an den Sohlen,

So sittig, als ein Bär nur vermag,

Ganz sachte heb` ich mich, und schwinge mich verstohlen,

Leis` an ihr Knie. – Am günst`gen Tag

Lässt sie`s geschehn, und krault mir um die Ohren,

Und patscht mich mit muthwillig derbem Schlag;

Ich knurr`, in Wonne neu geboren".

Sadismus und Masochismus gibt es fast nie voneinander getrennt. „Ein Sadist", so Freud, der in der Erforschung dieses Phänomens zu den Pionieren gehört, „ist immer auch gleichzeitig ein Masochist".

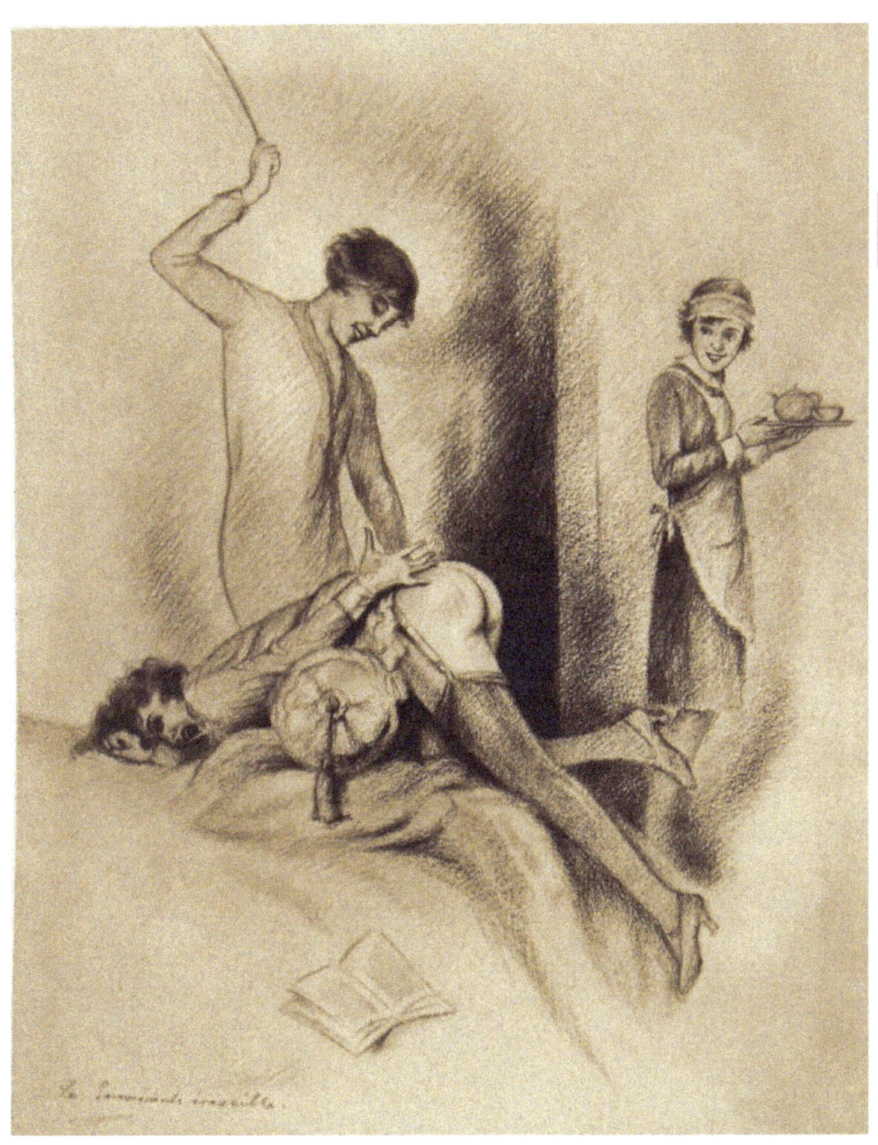

22. Reunier (Pseudonym
von Breuer-Courth),
1925.

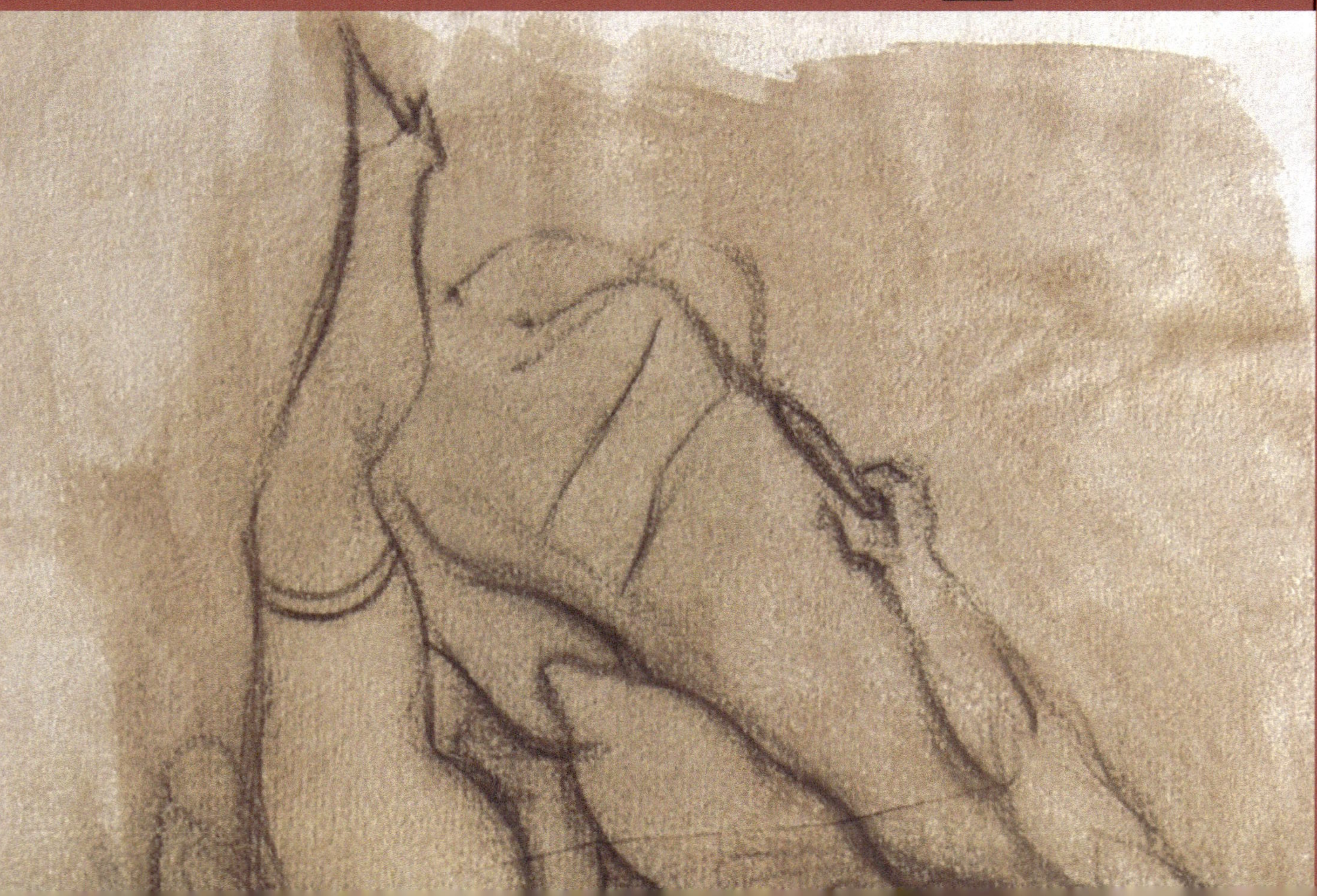

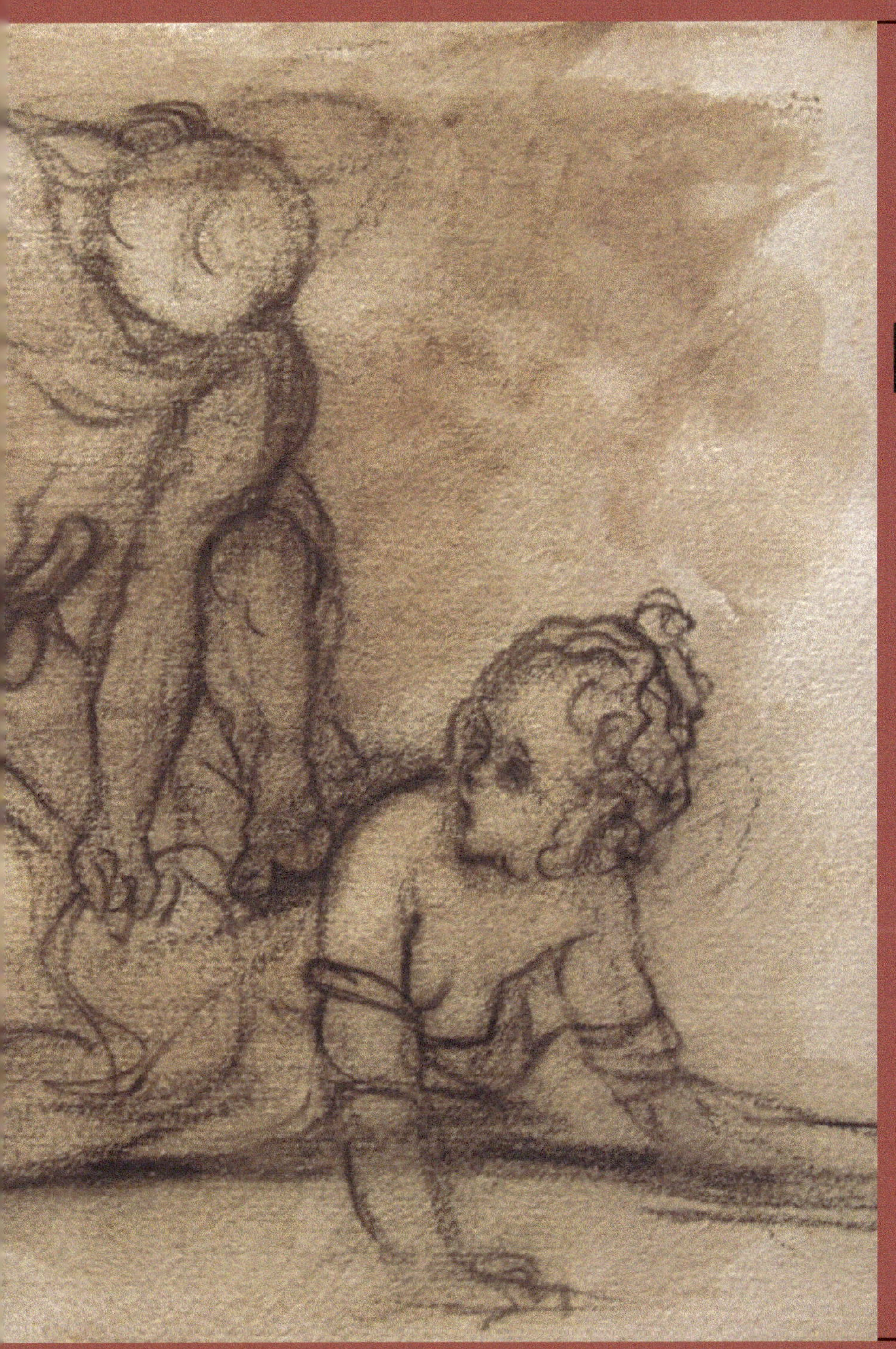

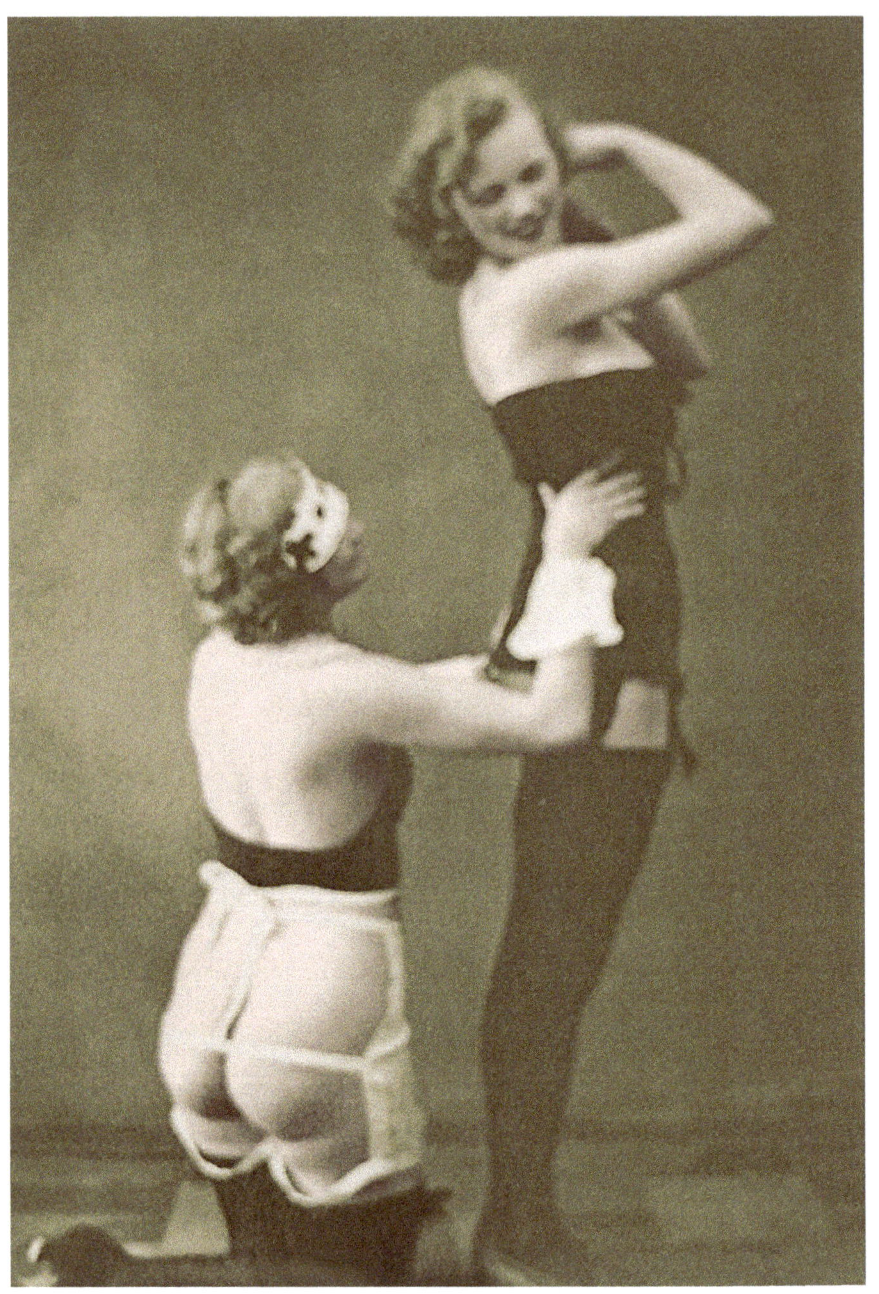

Doch kann „die aktive oder passive Seite der
Perversion bei ihm stärker ausgebildet sein und
kann seine vorwiegend sexuelle Betätigung
darstellen". Im Sadisten wie im Masochisten
verbirgt sich eine unbewusste Gegentendenz;
jedoch eine der beiden Trieborientierungen hat
meist die Oberhand. Freud nahm dieser
Perversion zugleich das Befremdende: In ihr
würden zugespitzt nur die sexuellen Konflikte
vor Augen geführt, die alle „normalen"
Menschen in ihrem Unbewussten verbergen.

Wenn Krafft-Ebing den Sadismus als „eine
pathologische Steigerung des männlichen
Geschlechtscharakters" begriff und den
Masochismus als eine „eher krankhafte
Ausartung spezifisch weiblicher psychischer
Eigentümlichkeiten", so drückte sich darin nicht
nur das Geschlechtsrollenverständnis seiner Zeit
aus. Nach Freuds Theorie sind diese beiden
widerstrebenden Züge auch in jedem Manne und
in jeder Frau als Konfusion der Identität zu
finden. Es ist das Ewig-Weibliche in uns als
Männern, das uns hinabzieht.

Nichts scheint dem Lustprinzip stärker zu
widersprechen als der Masochismus: Während
die Menschen allgemein dazu neigen, Schmerz zu
vermeiden, scheint dieser von den Masochisten
erstrebt zu werden, ja ihnen gar Lust zu bereiten.

Masochistische Phantasien als Begleitphantasien
des Geschlechtsverkehrs und der Masturbation
sind weit verbreitet. Im Gegensatz zu
Fetischismus und Transvestismus, die beinahe
ausschließlich bei Männern auftreten, findet man
Masochismus bei beiden Geschlechtern. Wie
Louise J. Kaplan („Weibliche Perversionen",
1991) feststellt, ist der sexuelle Masochismus
entgegen landläufiger Meinung unter Männern
aber viel weiter verbreitet als unter Frauen

Vorige Seite
23. Aroldo
    Bonzagni,
    um 1910.
24. Amsterdam

(in einem Verhältnis von etwa 20 Männern zu einer Frau!), vor allem unter homosexuellen Männern. Typisch ist, dass eine Frau in einem sadomasochistischen Szenario, das von einem Mann ausgedacht und geleitet wird, als bezahlte oder freiwillige Mitspielerin die Rolle der Sadistin übernimmt. Der männliche Partner verlangt, dass sie ihn fesselt, auf den Hintern schlägt, sich rittlings auf ihn setzt und auf ihn uriniert bzw. kotet. Wenn die Frau auch befiehlt, so sind die Befehle doch zuvor von ihm ihr auferlegt worden.

Verständlich wird dieses Phänomen, wenn man sich klar macht, dass ein wesentlicher Aspekt dieser Strategie darin besteht, den „weiblichen" Wünschen des Mannes Ausdruck zu verleihen, ohne ihm dabei seine männliche Machtposition zu nehmen. Mit dem Ausdruck „weiblicher Masochismus" bezog Freud sich auf eben diese weiblichen Wünsche der Männer.

Masochistische bzw. eng damit zusammenhängende, selbstschädigende Züge finden wir in mehr oder weniger ausgeprägter Form bei fast allen Menschen. Diese masochistischen Komponenten können eingespannt sein in einem breiten Spektrum zwischen Selbstdestruktion und ihrem Gipfel, dem Suizid, bis hin zur Schmerzlust in der sexuellen Perversion.

Freud erklärte den erogenen Masochismus zu einem primären Triebphänomen. Er war im Organismus verbliebener Todestrieb, der dort durch sexuelle Miterregung libidinös gebunden bleibt. Freud sah im primären Masochismus, der eigentlichen „Schmerzlust", „eine Verbindung der nach innen gerichteten Destruktion mit der Sexualität".

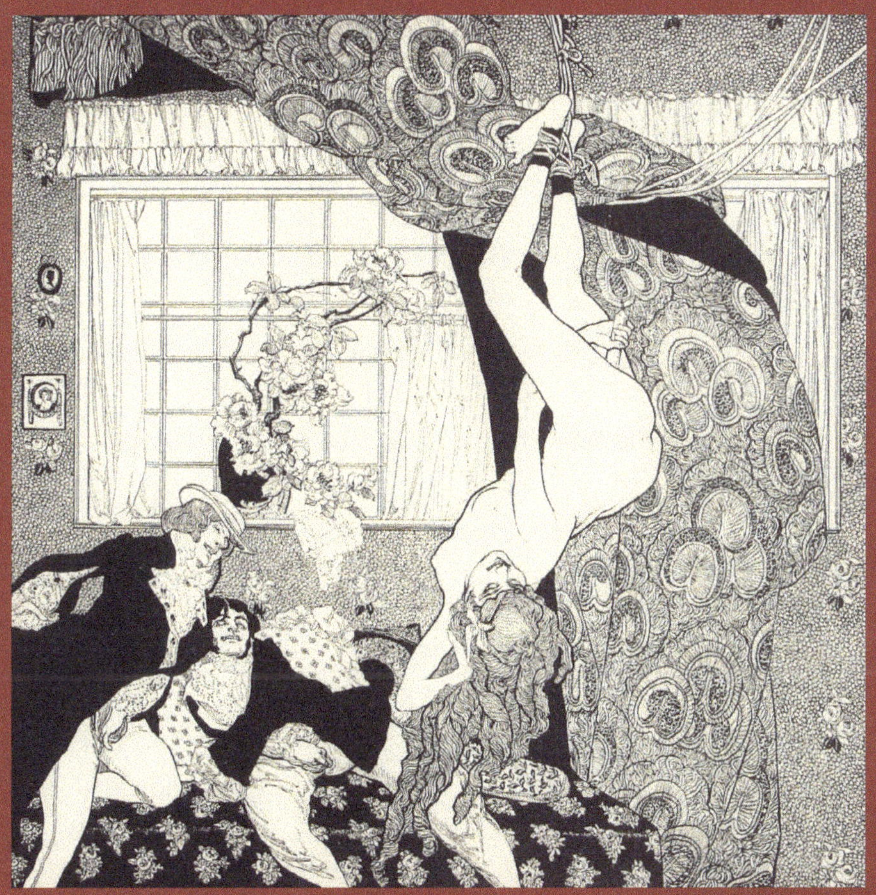

25. Frank von
Bayros, 1909.

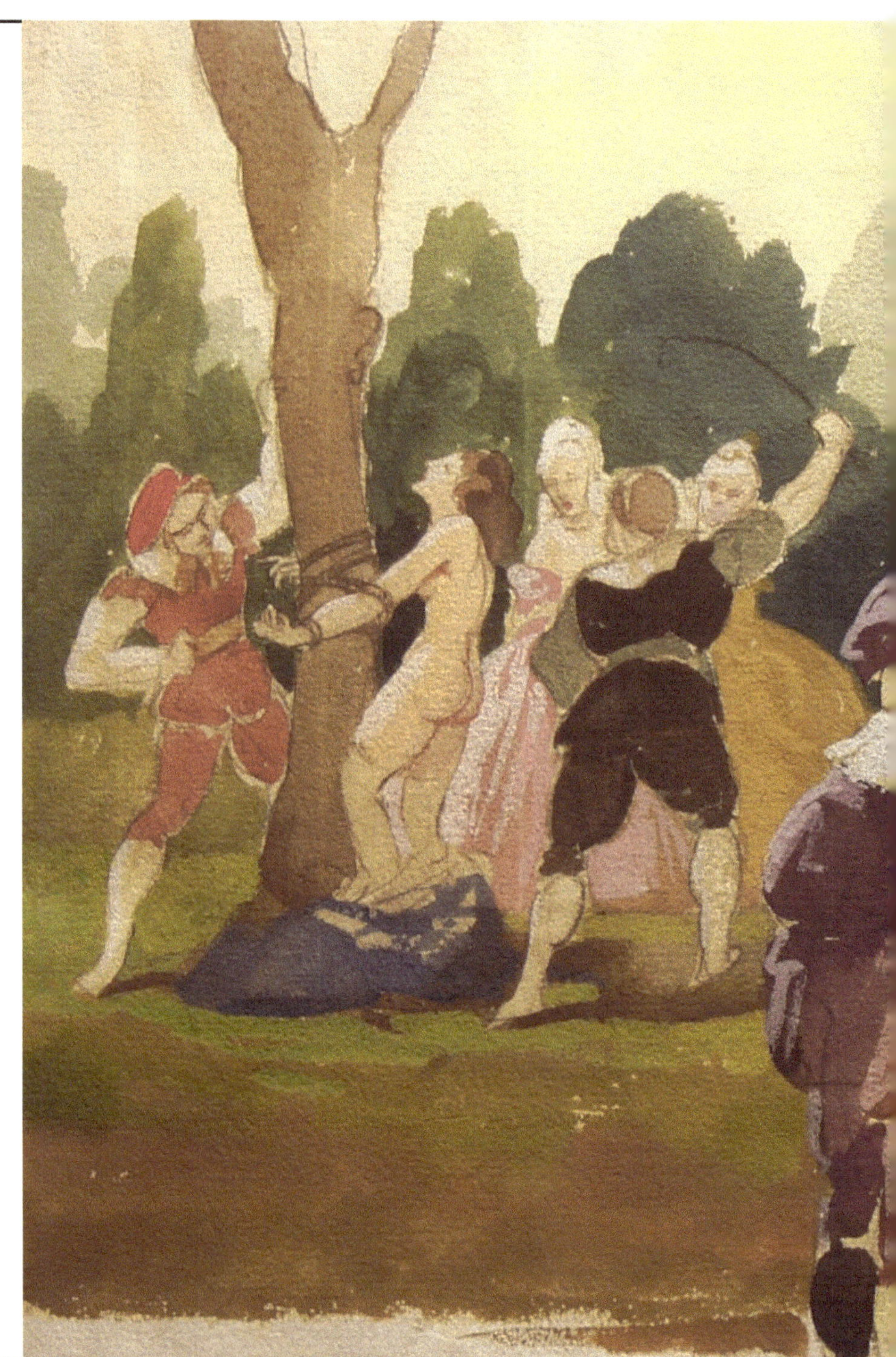

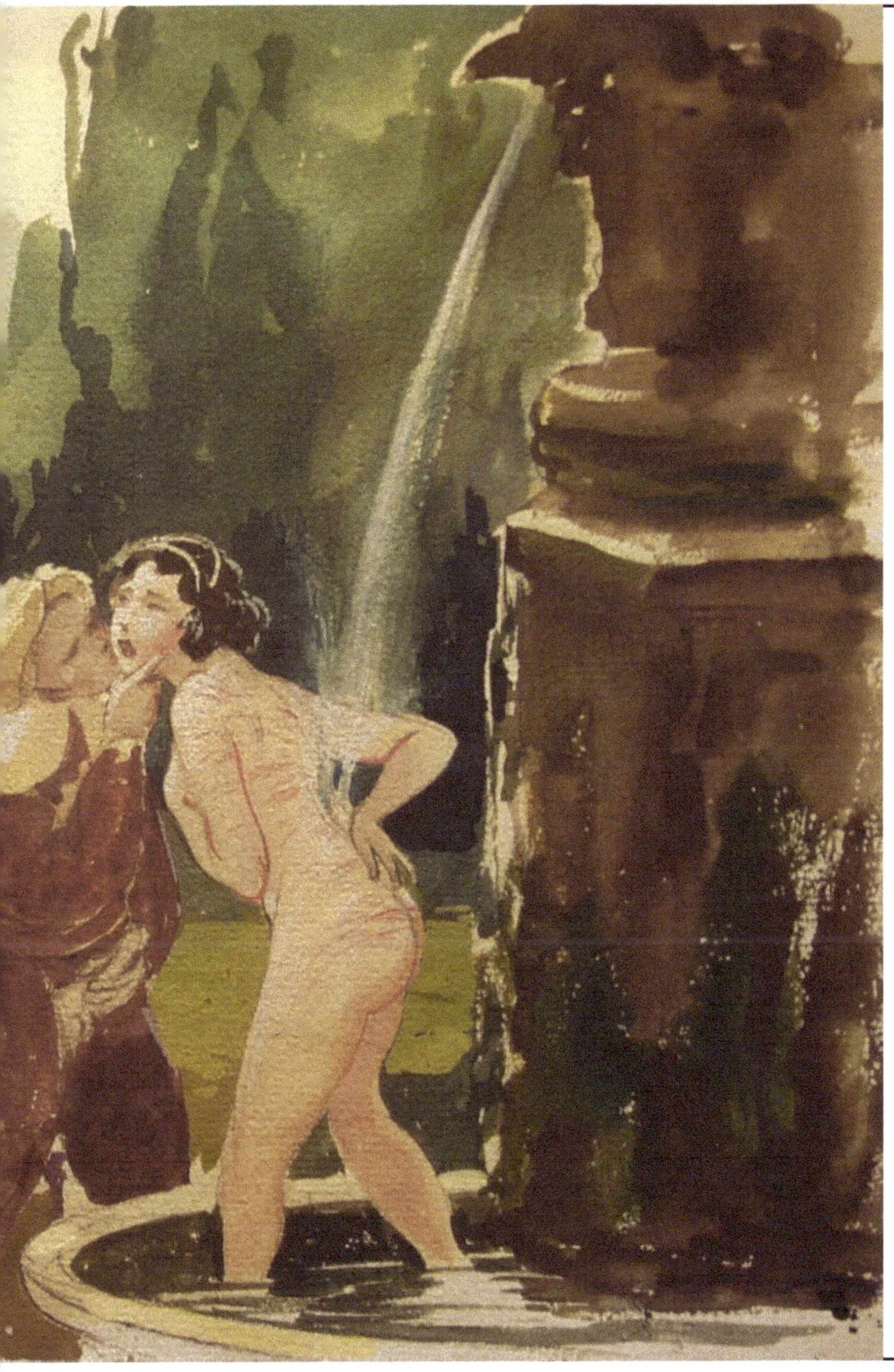

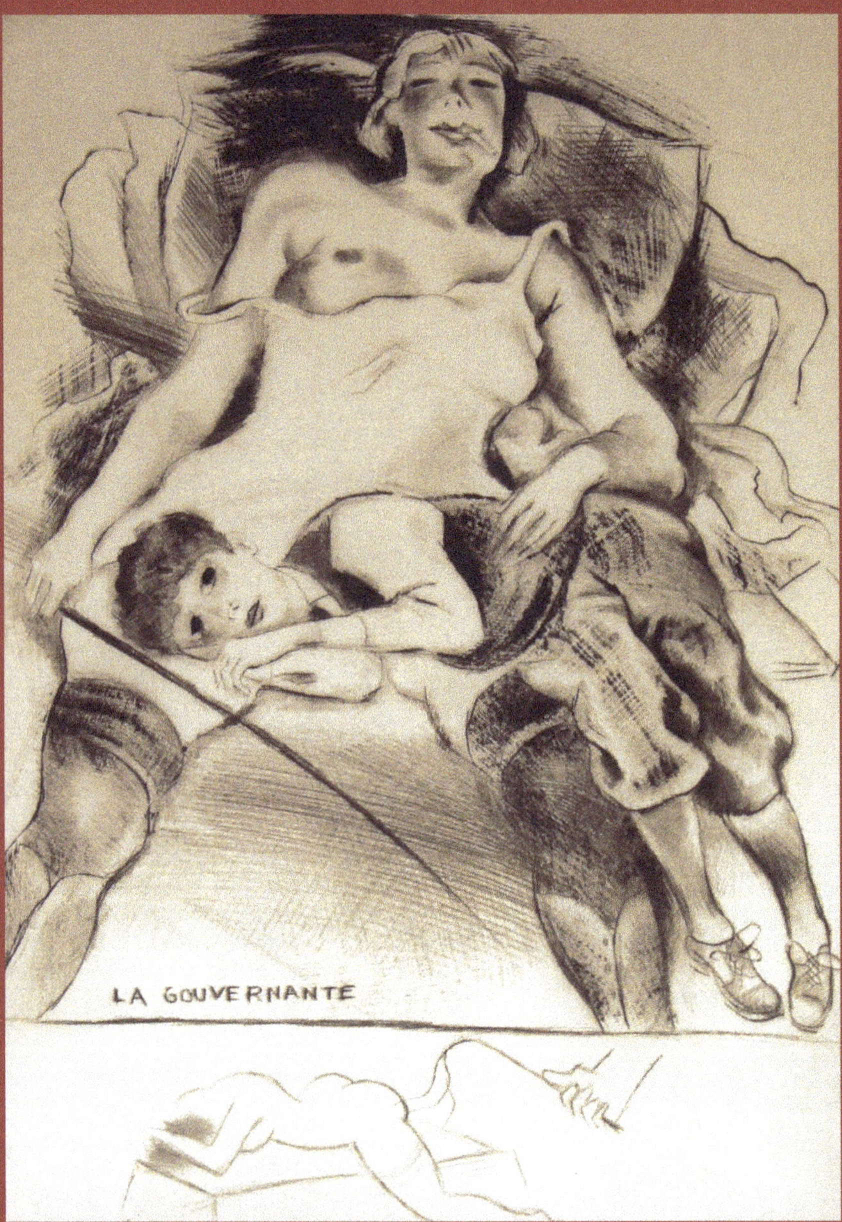
LA GOUVERNANTE

Geht es im sado-masochistischen Szenario also
weniger darum, das „erotische Verlangen" zu
steigern, als vielmehr darum, destruktive Impulse
zu zügeln? Diese wären dann in einem Skript
versteckt, das erotische Motive vordergründig
hervorhebt. „Sexualisierung der Destruktivität"
wäre Motto dieses Maskenspiels.

Das wichtigste Moment zum Verständnis des
Masochismus ist für Theodor Reik (1941) die
Fantasie. Menschen mit geringer Fantasie neigen
ihm zufolge nicht zum Masochismus. Die
Fantasie habe die Aufgabe, die sexuelle Spannung
vorzubereiten. „Masochistische Veranstaltungen
sind nur Ausführungen vorangegangener
Phantasien". Dabei sei es das Streben des
Masochisten, mithilfe des Suspensemomentes,
d.h. einer hinauszögernden, ungewissen,
schwebenden Spannung, die Vorlust zu
verlängern. Masochisten scheinen die Vorlust der
Lust und die Fantasie der Realität vorzuziehen.

In ihrem Buch „Die sexuellen Phantasien der
Frauen" (1978) versammelt Nancy Friday solche
Phantasien. Dabei unterscheidet sie
Masochistinnen, die den Schmerz ersehnen, von
den „Vergewaltigungs-Träumerinnen", die mehr
die Überwältigung fantasieren. Hören wir z.B.
Annerose:

„Meine Phantasien oder Träume fangen
gewöhnlich damit an, dass mein Körper gestreckt
wird, an jedem Bein und an jedem Arm zieht ein
brutaler Mann, sie reißen mich buchstäblich weit
auf, sodass ein ungeheuer großer Penis – an
seinem anderen Ende ist nichts und niemand – in
mich eindringen kann, mich ausdehnt, mich
zerreißt, meine Vagina ist weit offen, während er
immer tiefer hineinstößt. Die Männer verdrehen
meine Arme schmerzhaft, während sie daran
gleichzeitig ziehen, und ich höre meine Knochen

Vorige Seite
26. Aroldo
    Bonzagni,
    um 1910.
27. Michel
    Fingesten,
    1915.

knacken und brechen. Gleichzeitig zerreißt die Haut um meine Vagina. Ich kann es genau hören. Ich schreie laut – in Wirklichkeit und in meiner Phantasie. Es gefällt mir großartig, obwohl mir mein Verstand und meine Logik sagen, dass es gespenstisch ist, dass es nicht normal ist, auf diese Art Vergnügen am Sex zu haben. Und trotzdem gefällt es mir. Ich hasse das, was in meinen Phantasien mit mir passiert, doch es ist von meinen Lustgefühlen untrennbar".

Zwischen Fantasie und realer Inszenierung wird also strikt unterschieden. Was sie in der Realität nie ersehnen und erdulden würde: hier wird es herbeigewünscht. Woher, so fragt man sich, rührt das Lusterleben, das mit dieser Qual verbunden ist?

Auch in dem Bericht von Barbara fällt dieser Hiatus zwischen Fantasie und Realität auf:

„Ich weiß nicht warum, aber in meine Phantasien stelle ich mir gern vor, dass ich ein siebzehnjähriges Schulmädchen bin, das vor der Lehrerin steht und mit dem Stock betraft werden soll, und eine altmodische Turnhose trage, die mir bis zu den Knien reicht. Ich bilde mir ein, dass ich mich vorbeugen muss, nachdem man mir eine Strafpredigt gehalten hat, und auf den Hintern geschlagen werde. Und so erzähle ich meiner lesbischen Freundin genau, wie weit sie gehen dürfte, und wir machten das Datum und alles genau ab. Natürlich entdeckte ich, dass die Schläge mit dem Stock, die ich in Wirklichkeit bekam, nicht halb so aufregend waren wie in meinen Phantasien, doch während ich beim Masturbieren mit dieser lesbischen Freundin nur mit halbem Herzen dabei war, kam es mir nach den Schlägen ganz schnell... In allen meinen Phantasien beschäftige ich mich mit den verschiedenen Möglichkeiten, geschlagen zu werden oder jemand zu schlagen.

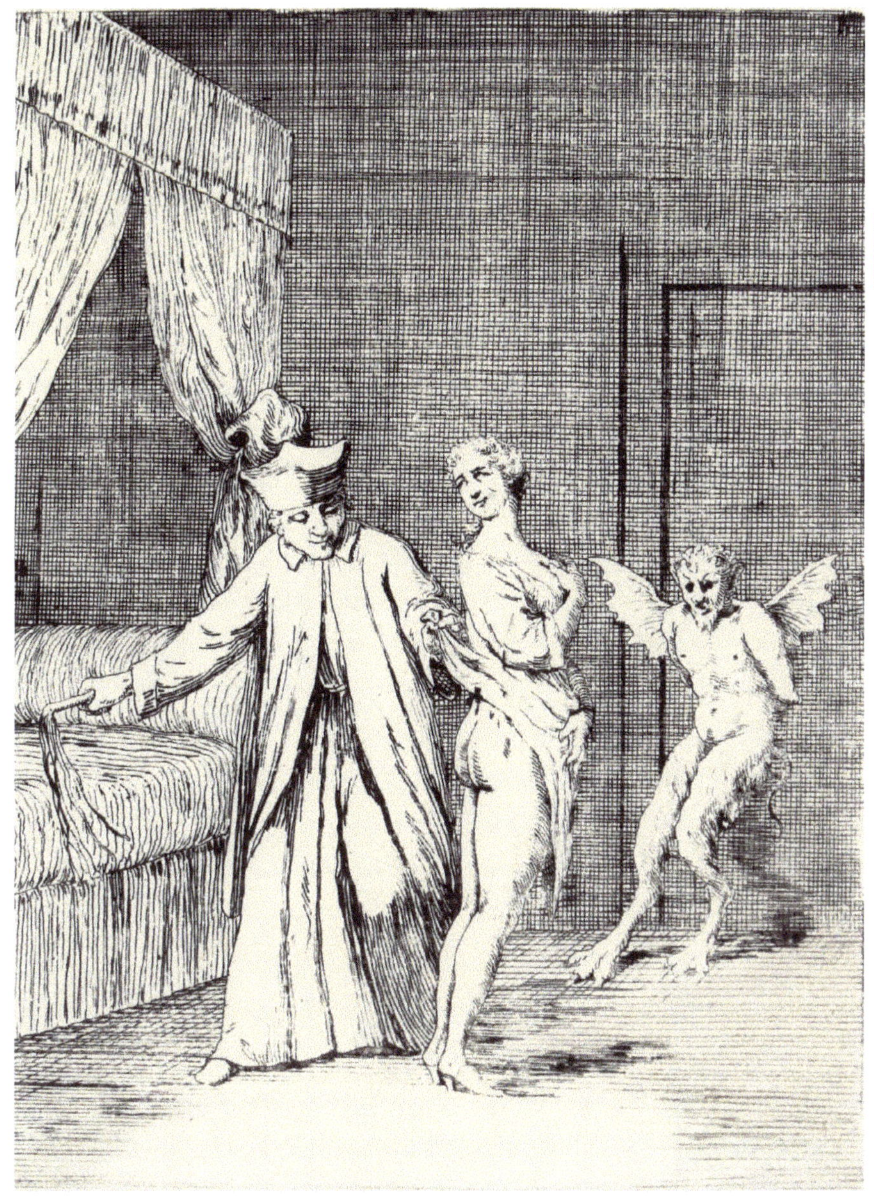

28. Stich, 1735.

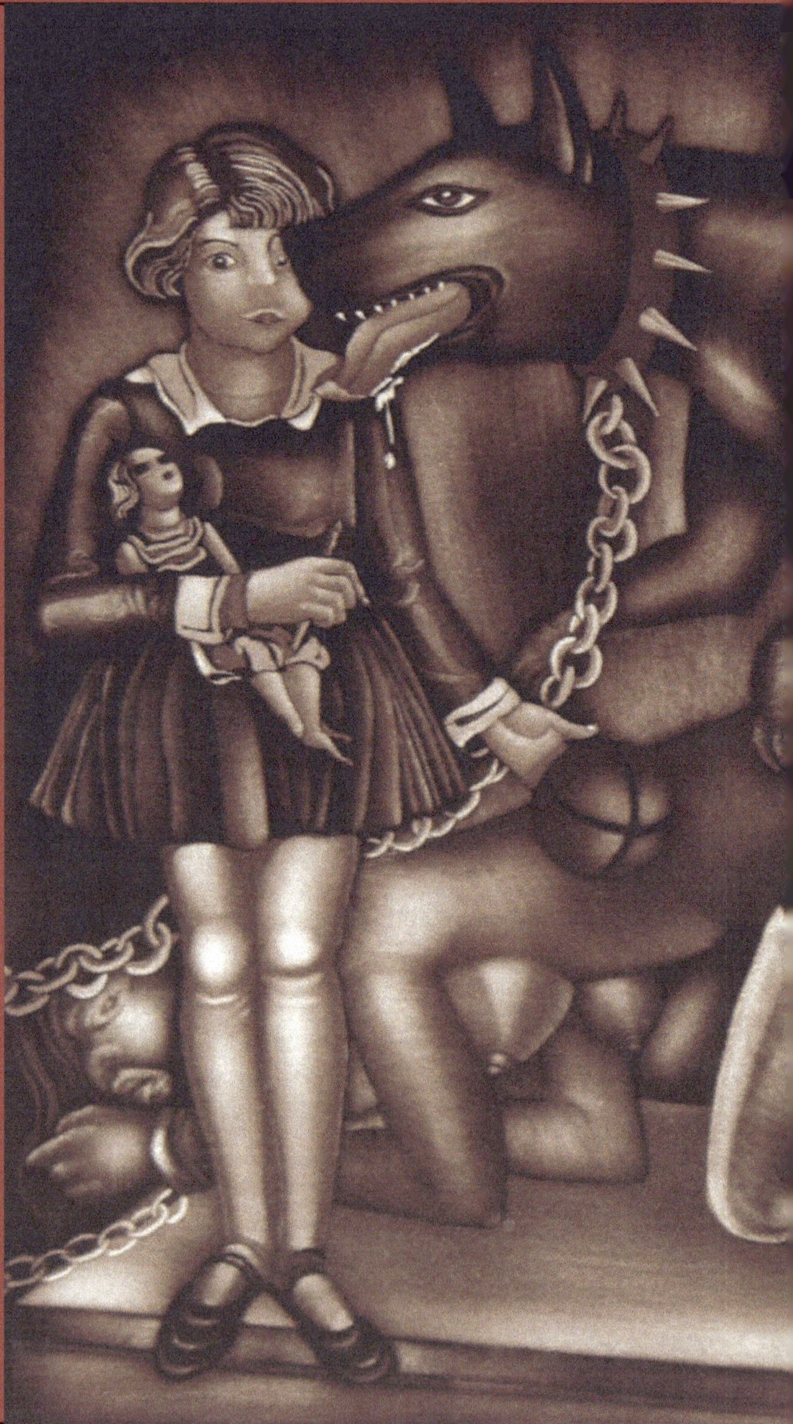

29. Katharina
Kranichfeld,
1999.

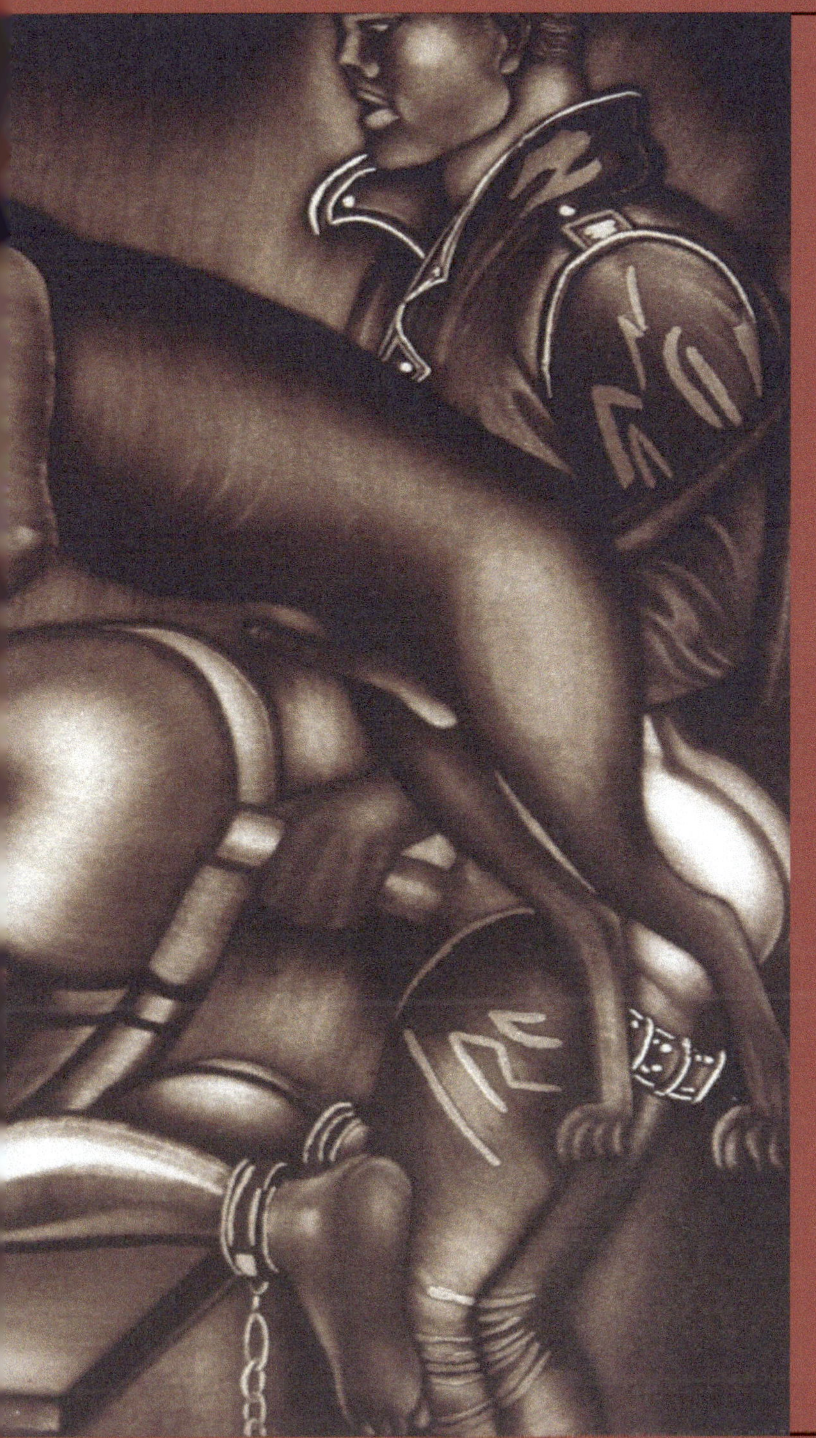

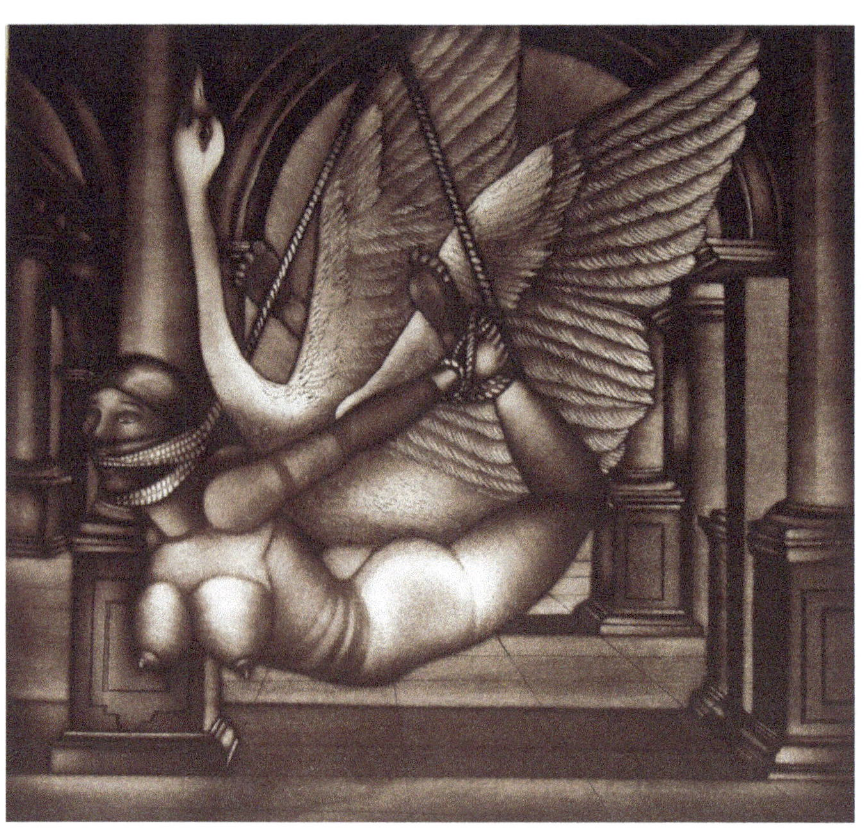

30. Katharina
Kranichfeld,
1999.

Zum Beispiel würde es mir gefallen, wenn man mich an Händen und Füßen festbände und mir zwölf Schläge mit der Rute gäbe, aber wenn so etwas tatsächlich passierte, würde ich sicher ohnmächtig vor Schmerzen".

Auffallend ist auch, dass über die Anzahl und Härte der Schläge verhandelt wird: Die masochistische Situation ist eine inszenierte und kontrollierte. Dabei kann die masochistische Position durchaus in die sadistische umkippen: „geschlagen zu werden oder jemanden zu schlagen". Wichtig ist die Situation von Herrschaft und Unterwerfung. Welcher Pol in dieser Situation eingenommen wird, scheint häufig auswechselbar zu sein.

Ein voreiliger Schluss wäre es, den Wunsch nach Dominierung auf die Sehnsucht nach der traditionellen Rolle der Frau gegenüber dem dominierenden Mann zurückzuführen. Ein Paradoxon ist zu registrieren: Je mehr die Frauen heute in ihre neu gewonnene sexuelle Freiheit hineinwachsen und ihre historische Rolle hinter sich lassen, desto stärker ergehen sie sich in Dominierungsphantasien.

Dies kommt sehr deutlich in Natalies Bericht zum Ausdruck:

„Ich bin ihm auf Gnade und Ungnade ausgeliefert. Immer wieder frage ich ihn: `Was hast du mit mir vor?` Aber er sitzt nur da. Von da an verläuft die Fantasie unterschiedlich. Manchmal küsst er mich überall, bis ich ihn anflehe, in mich einzudringen. Manchmal dringt er ohne Vorspiel in mich ein und scheint mich zu nehmen, als sei ich gar nichts... Was immer er jedoch tut, die Fantasie endet jedesmal damit, dass er mich losbindet, mich umarmt und meine schmerzenden Muskeln massiert, während ich vor Erleichterung schluchze und ihm danke – nicht, weil er mich losgebunden hat, sondern weil er mich gefesselt hatte! ... Eine andere Fantasie habe ich meinem Repertoire erst kürzlich hinzugefügt, aber sie ist nicht ganz so wirksam wie die anderen. Sie verläuft folgendermaßen: Es gelingt mir, ihn ans Bett zu fesseln, genau wie er mich, mit ausgebreiteten Armen und Beinen. Erreicht habe ich das durch eine Art ‘unschuldiger‘ Verspieltheit, etwa: ‘Ach Liebling, zeig mir doch mal, wie man diesen und jenen Knoten knüpft. Ach ja, richtig. Jetzt lass' mich's mal versuchen“ Und so weiter. Wenn er merkt, dass ich ihn hereingelegt habe, reagiert er mit Wut und Angst, ungefähr so wie ich in meiner zweiten Phantasie.

Wir haben praktisch die Rollen getauscht: Er ist hilflos und verängstigt, während ich kühl und nüchtern bin... Ich bin überzeugt, dass es noch andere Frauen wie mich gibt, die sich von der männlichen Herrschaft befreit haben und sich danach sehnen, im Bett wieder unter sie zurückkehren zu können“.

Beherrschend oder beherrscht: Entscheidend ist die Freiwilligkeit, sich auf diese erotischen Wünsche einzulassen. Es gibt einen feministischen Moralismus, für den Frauen, die sich in Beziehungen benutzen und zum Objekt machen lassen, einem auf „Gehirnwäsche“ zurückgehenden „falschen Bewusstsein“ verhaftet seien. Doch eher sind es – auf frühkindliche Erlebnisweisen zurückzuführende – „autonome“ erotische Wünsche, die Frauen solche Beziehungen eingehen lassen. „Freiwilligkeit“ ist ein durchaus zwiespältiges Problem: Erotische Leidenschaft wird oft als übermächtige Kraft erlebt, und wir glauben aus freien Stücken zu entscheiden, wo wir von dieser Kraft nur überwältigt werden.

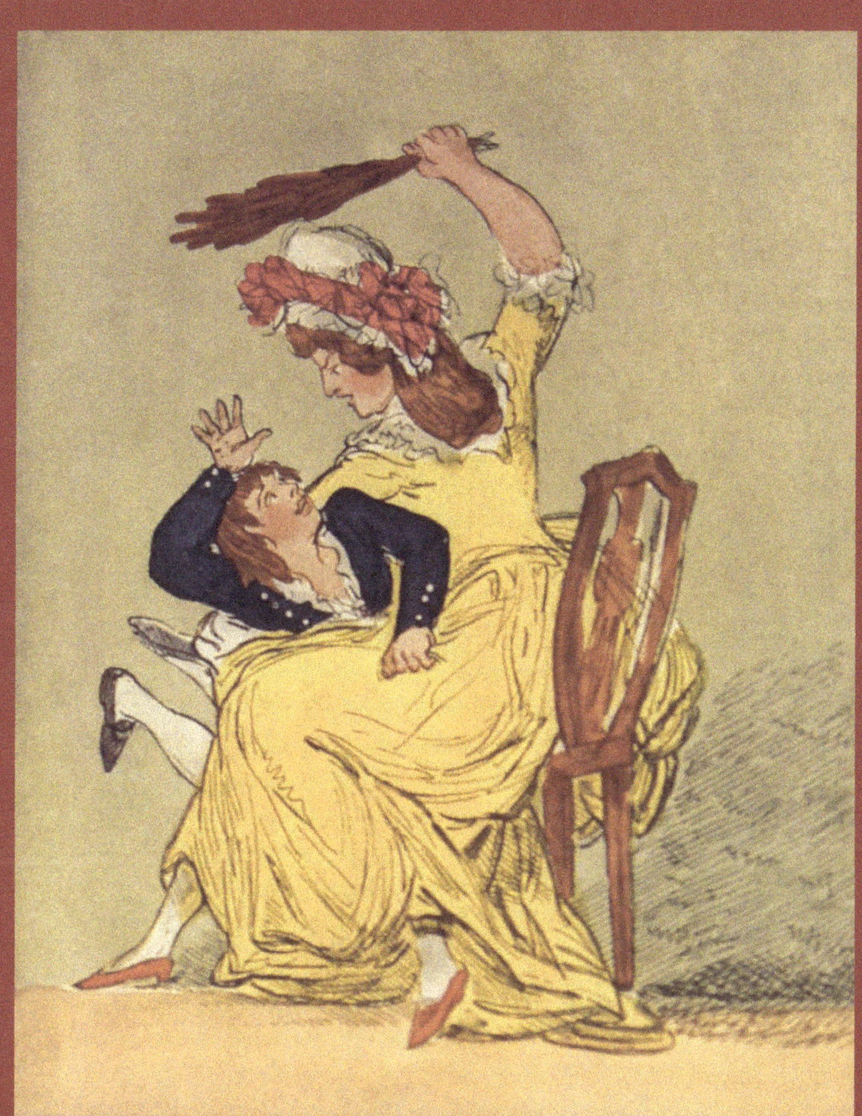

31. Engl. Radierung 1795

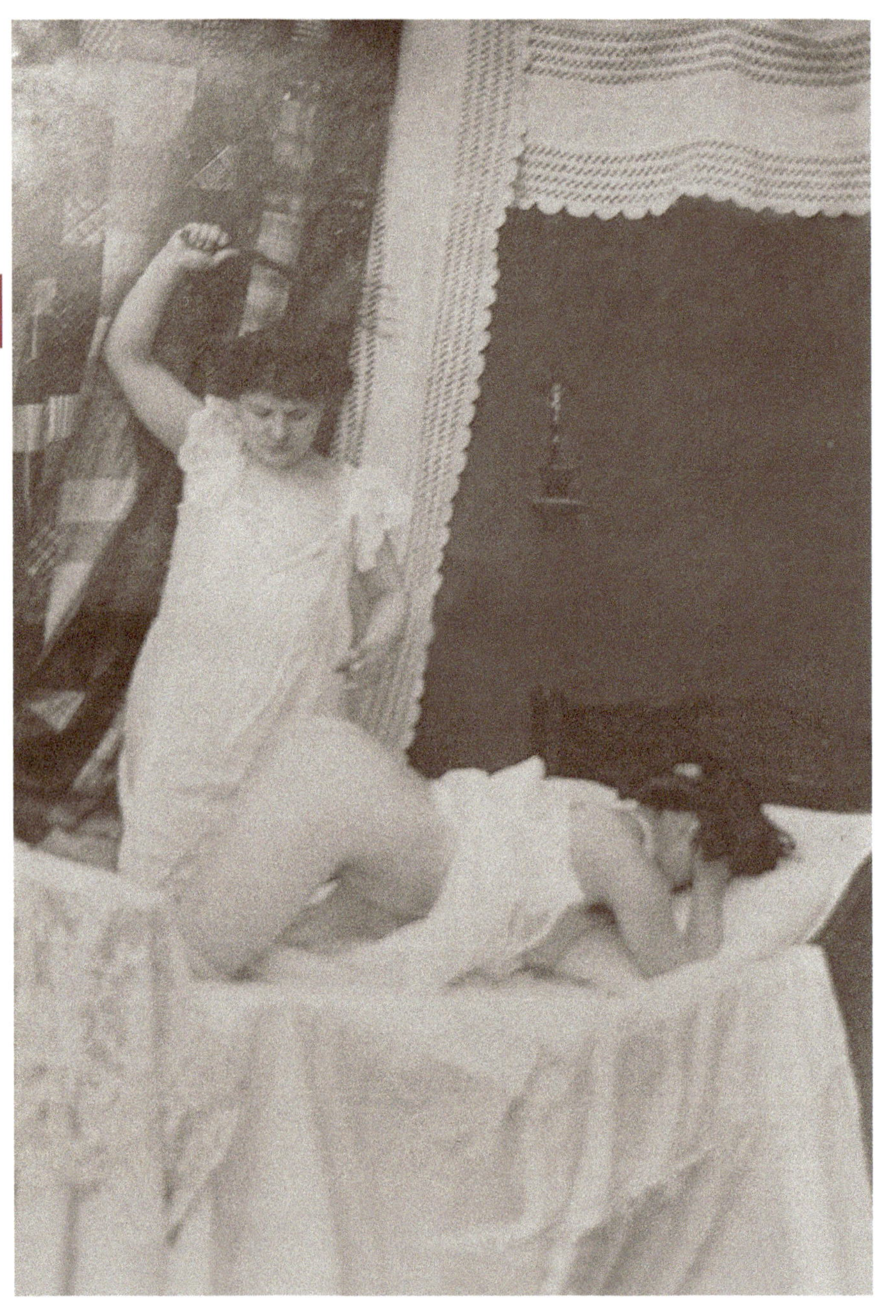

32. Amsterdam

In den Augen von Jessica Benjamin ist der
Sadomasochismus nur der zugespitzteste
Ausdruck von Momenten, die grundsätzlich in
sexueller Spannung enthalten sind. Unsere Kultur
sei geprägt vom Konflikt zwischen unseren
Bedürfnissen nach Selbstbehauptung und nach
Aus-uns-selbst-Hinausgehen. („Transgression und
Überschreitung", würde Bataille hier sagen).
Dieser Konflikt mache den Kern der Fantasie von
erotischer Unterwerfung aus.

Jessica Benjamin vertritt die These, dass die
individualistische Überbetonung zwischen dem
eigenen Selbst und den anderen ein Gefühl der
Unwirklichkeit und Isolation fördert. Gerade
der unsere Kultur kennzeichnende
Individualismus erschwert es, andere als
eigenständige Wesen zu akzeptieren. Folglich
wird es uns schwer, uns auf andere als lebendige
erotische Wesen zu beziehen. „Gewalt spielt
deshalb in erotischen Phantasien eine so
wichtige Rolle, weil sie Ausdruck des Wunsches
ist, dieses starre Gehäuse zu sprengen". Dass
Gewaltphantasien heute so weit verbreitet sind,
lässt sich also zum Teil auf die zunehmende
Prägung unserer Kultur durch Rationalität und
Individualismus zurückführen.

Benjamin stützt ihre Ausführungen auf die
Untersuchung einer Erzählung: die „Geschichte
der O" von Pauline Réage. Abhängigkeit und
Macht sind hier unauflösbar miteinander
verwoben; der Konflikt zwischen dem Bedürfnis
nach Autonomie und dem nach Bestätigung ist
nur noch durch die totale Selbstaufgabe zu
bewältigen. Dieses Buch illustriert ihre „These ,
dass die Wurzel des Problems von Herrschaft
und Abhängigkeit auf erotischem Gebiet im
Misslingen des Abgrenzungsprozesses liegt".

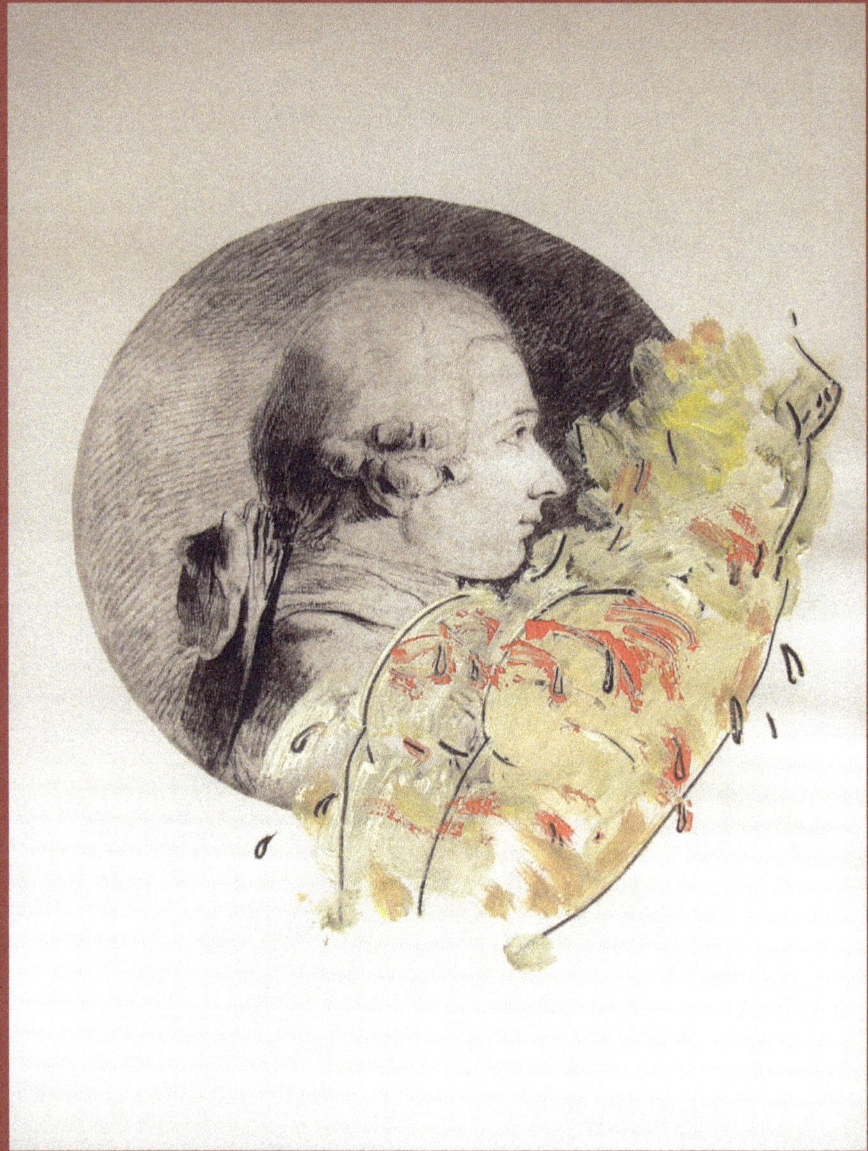

33. Christian Ludwig
   Attersee, 1997.

Feministischer Moralismus sieht im Masochismus der O keine Allegorie des Wunsches nach Anerkennung, sondern nur die traurige Geschichte einer Frau, die zum Opfer männlicher Gewalt gemacht wird: Welche Befriedigung in der Unterwerfung gesucht und gefunden wird, bleibt dabei offen. Ebenso wenig wird erklärt, weshalb Unterwerfungsphantasien eine wichtige Rolle im Seelenleben vieler Menschen spielen, die solche Phantasien in der Realität nicht ausleben.

Die „Geschichte der O." „konfrontiert den Leser mit der schockierenden Tastsache, dass Menschen sich manchmal nicht nur aus Angst unterwerfen, sondern im Einklang mit ihren tiefsten Wünschen". Im Wunsch nach Unterwerfung zeige sich, so Benjamin, eine sonderbare Verformung des Wunsches nach Anerkennung. Der Masochismus der O. ist eine Anstrengung, von einem anderen anerkannt zu werden; doch von einem anderen, der mächtig genug ist, solche Anerkennung zu gewähren. Dieser andere hat die Macht, die das Selbst der Frau für sich begehrt.

Die über O. verfügenden Herren finden mehr Vergnügen an ihrer Macht über O. als an ihren erotischen Diensten. Ihre sadistische Lust liegt nicht unmittelbar im Genuss von O`s Qual, sondern im Wissen um ihre Macht über sie.

Im Verlauf des Romans gewinnt O`s Bindungswunsch zunehmend den Charakter religiöser Hingabe. Ihr Geliebter ist wie ein Gott, und ihr Verlangen nach ihm ist nur durch Gehorsam zu befriedigen. Indem sie zum Werkzeug des überlegenen Willens wird, erreicht sie eine Transzendenz, die an die Demütigungen der Heiligen erinnert. Am Ende des Romans ist O bereit, ihre völlige

Vernichtung zu riskieren, um weiterhin Objekt des Begehrens ihres Geliebten zu sein und dadurch Anerkennung zu finden.

O gewinnt als Masochistin ihre Lust nicht aus dem Schmerz. Ihr Schmerz weckt nur dann Lust, wenn er mit Unterwerfung unter eine mächtige Person verbunden ist. Die Lust der Masochistin ist, was neuere psychoanalytische Studien bestätigen, nicht als direkter Genuss des Leidens zu verstehen.

„Sie liebte den Gedanken an die Folter, aber wenn es an ihr war, gefoltert zu werden, hätte sie alles in der Welt darum gegeben, ihr zu entgehen. Und doch war sie, wenn alles vorbei war, glücklich, es durchgemacht zu haben". Der physische Schmerz tritt an die Stelle des psychischen Schmerzes, den Verlust und Verlassenwerden bedeutet. Körperliches Leiden kann seelisches Leiden kaschieren. Indem O von anderen verletzt wird, hat sie Jessica Benjamin zufolge das Gefühl, berührt und erreicht zu werden. „Sie erfährt die Gegenwart einer anderen lebendigen Existenz. O's Lust liegt also in ihrem Gefühl, als Selbst zu überleben und mit ihrem mächtigen Geliebten verbunden zu sein. Solange O ihre Verlustangst in Unterwerfung umsetzen kann, solange sie Objekt des Geliebten und Manifestation seiner Macht bleibt, fühlt sie sich geborgen und sicher".

Die gewaltsame Verletzung der körperlichen Integrität stellt ein Durchbrechen des Getrenntseins vom anderen dar. Diese Grenzverletzung bezeichnet Benjamin als das innerste Geheimnis aller Erotik; in der erotischen Gewalt tritt sie am deutlichsten zutage.

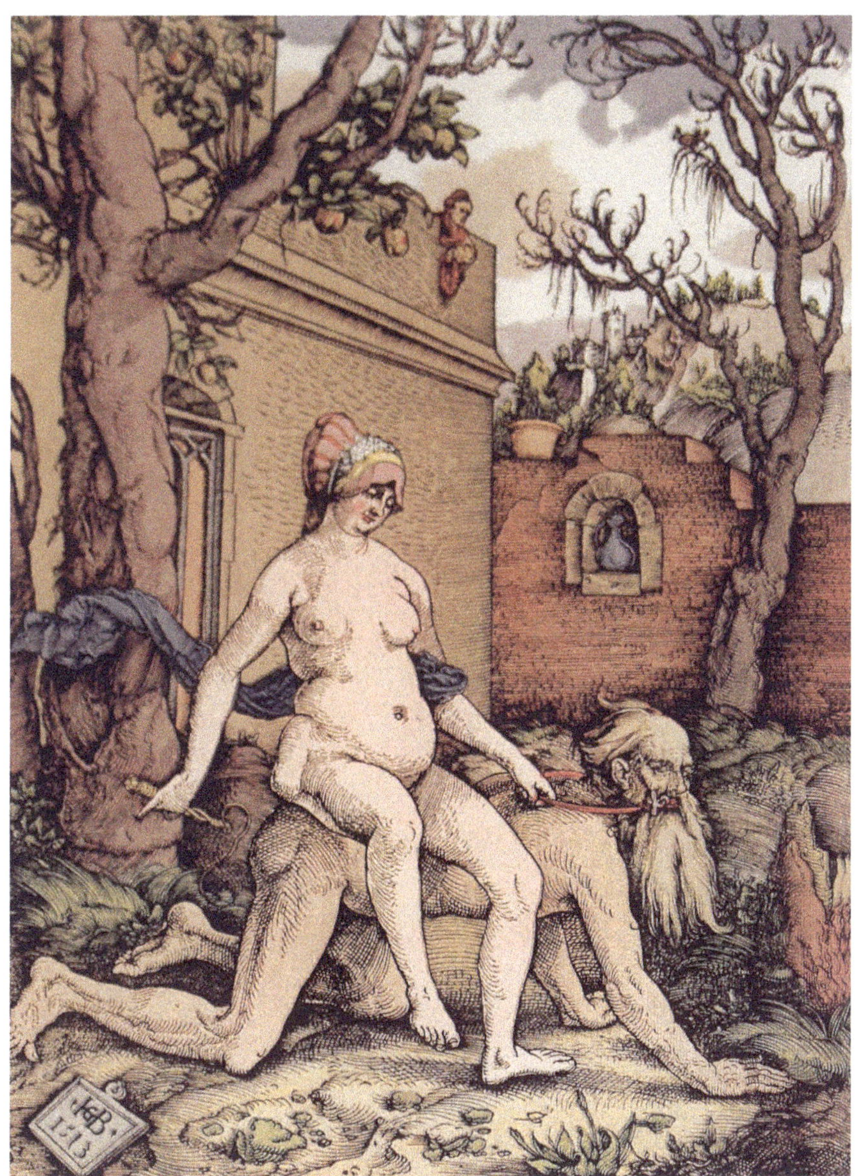

34. Hans Baldung Grien,
1513.

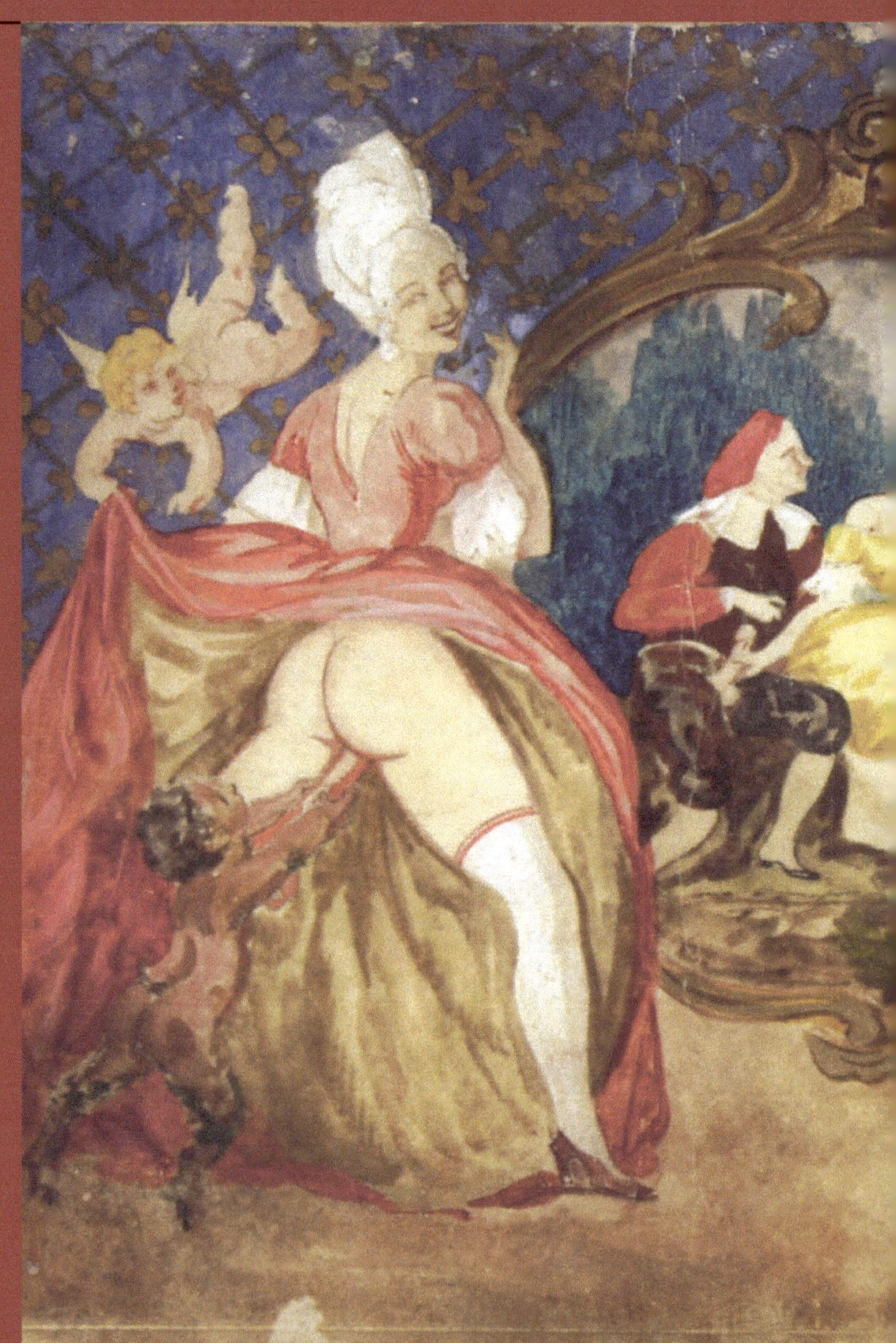

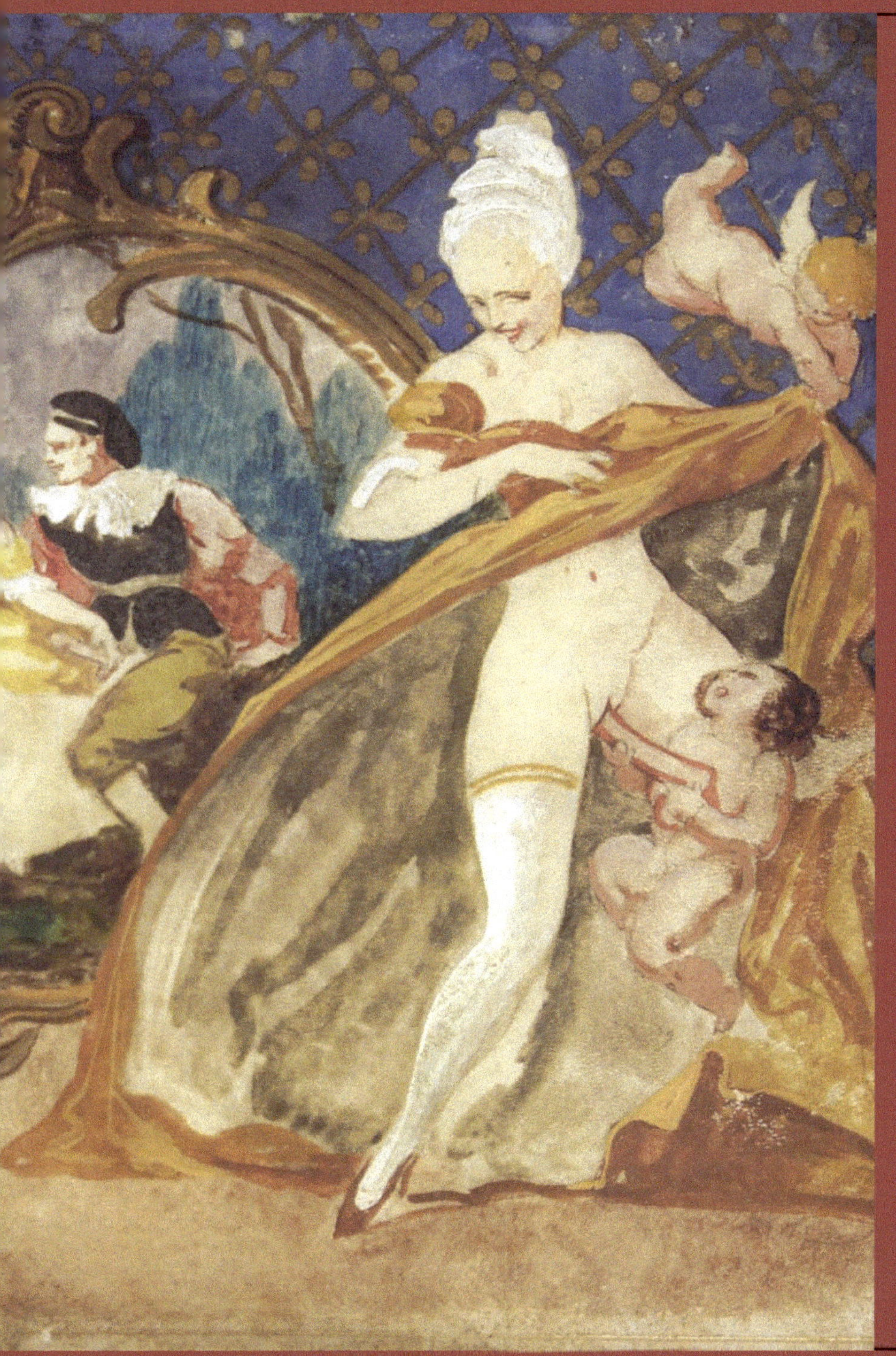

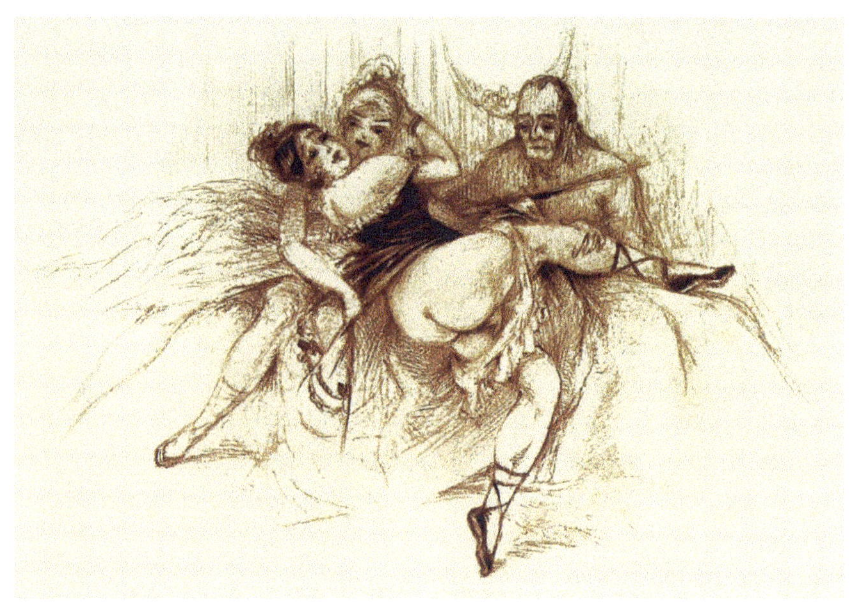

Vorige Seite
35. Aroldo Bonzagni,
    um 1910.

36. Sauteval
    (Pseudonym von
    Jean Morisot),
    1930.

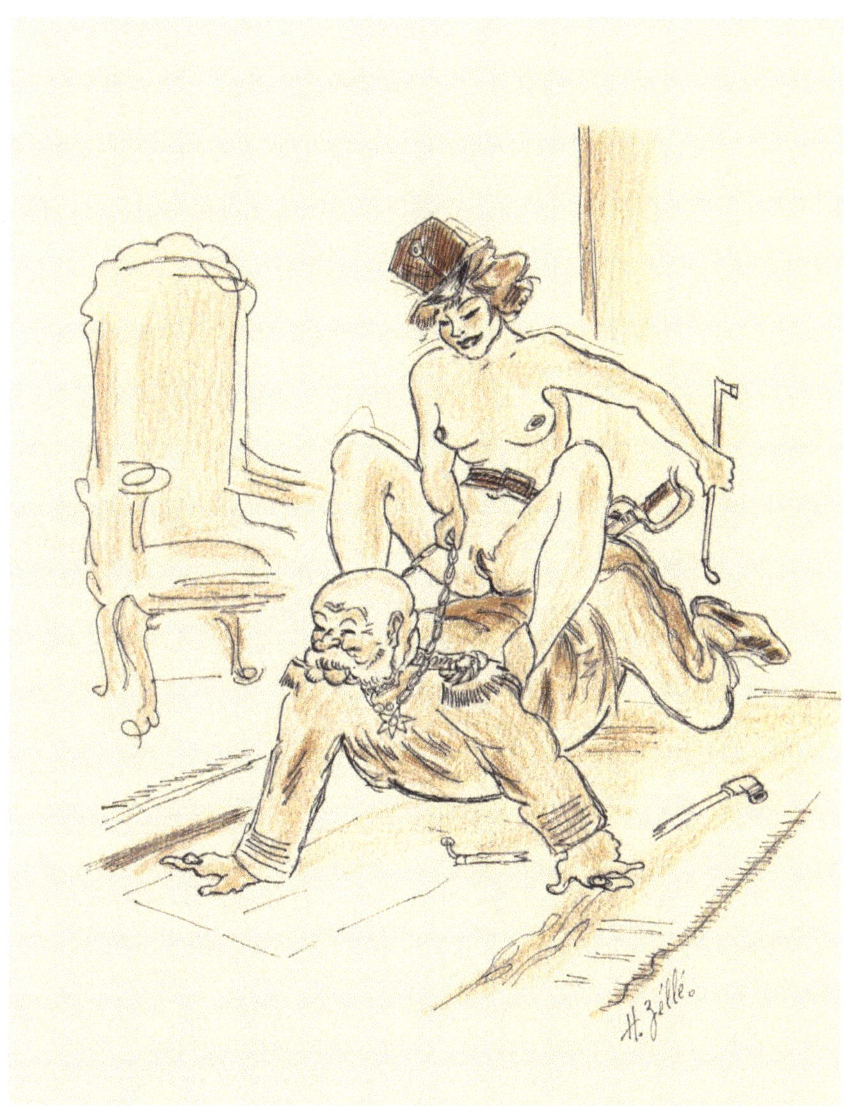

37. Zéllé, 1930.

Das Paradox der Freiwilligkeit, von dem wir anfangs sprachen, wird auch an dieser Stelle deutlich: Freiwillig begibt man sich in eine masochistische Situation, die das Streben nach Anerkennung des eigenen Selbst durch einen anderen zum Ziel hat; dieses Streben ist jedoch insofern entfremdet, als darin das Moment der Gewalt an die Stelle des Momentes der Freiheit tritt. „Wahre Freiheit", so Benjamin, „mag darin bestehen, sich aus freien Stücken in einer beidseitigen Beziehung hinzugeben".

Doch O´`s Streben nach Entgrenzung, nach wirklicher Vereinigung, nimmt die Form der Unterwerfung an, weil sie keine eigenständige Person ist und das Alleinsein nicht aushalten kann. Ist die Psyche aber taubstumm geworden, kann der psychische Schmerz der Ablösung nur noch im körperlichen Schmerz der gewaltsamen Unterwerfung sein Abbild finden. Die Auflösung der Organisation des Selbst in der Liebesvereinigung ist immer schmerzhaft und angstbesetzt. Der körperliche Schmerz aber ist ein Ersatz: Er ist ein gewaltsamer Einbruch in die Organisation des Selbst.

Freuds Vorstellung von Masochismus als „Lust am Schmerz" wurde inzwischen von einigen modernen Psychoanalytikern berichtigt, die Masochismus in Bezug auf das Ich oder Selbst und seinen Objektbeziehungen deuten. Sie verstehen Masochismus als Verlangen nach Unterwerfung unter einen idealisierten Anderen, um sich vor überwältigendem psychischen Leiden, vor Objektverlust und Fragmentierung zu schützen. Es sind vor allem narzisstische Probleme, die durch das Zufügen von Schmerz „gelöst" werden.

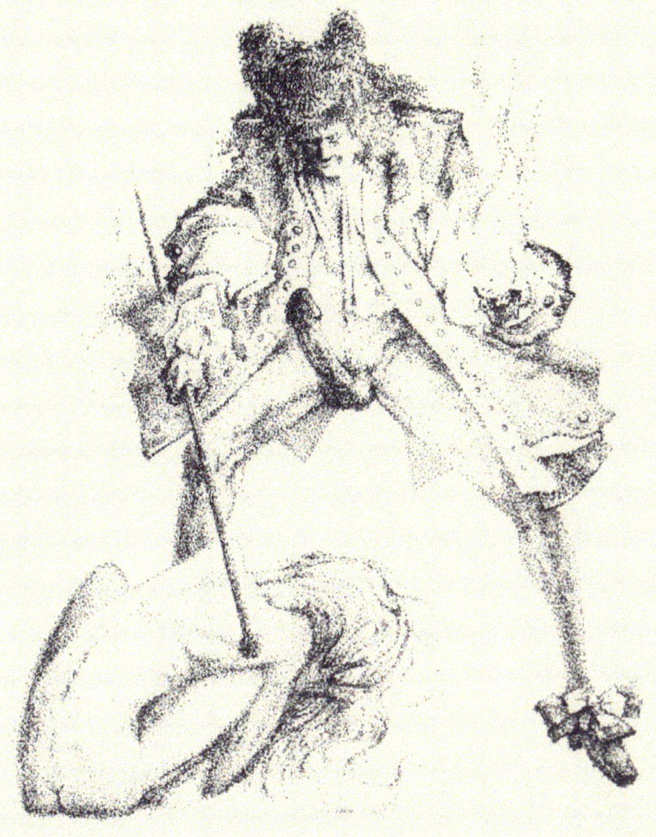

38. Lobel-Riche,
1936.

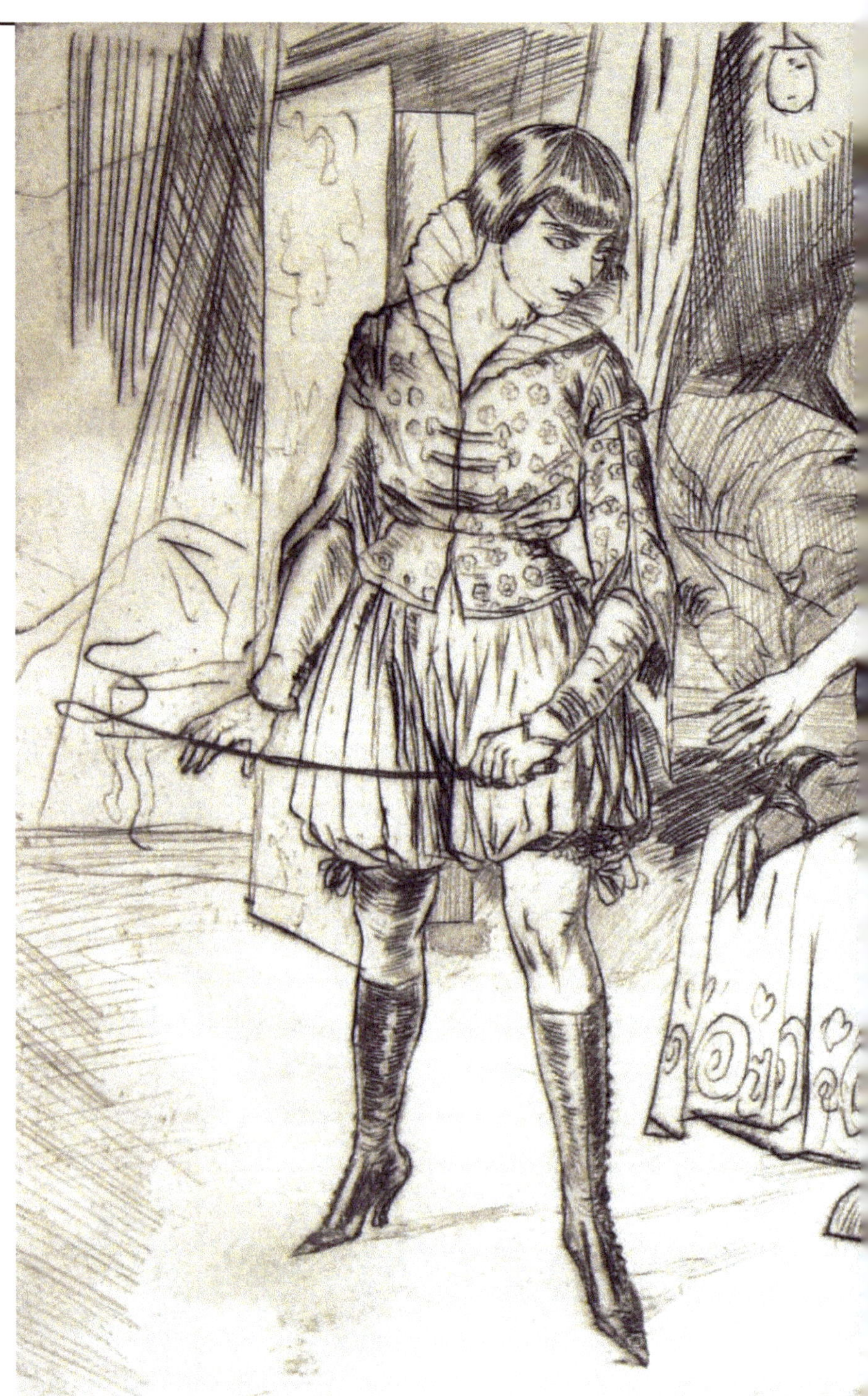

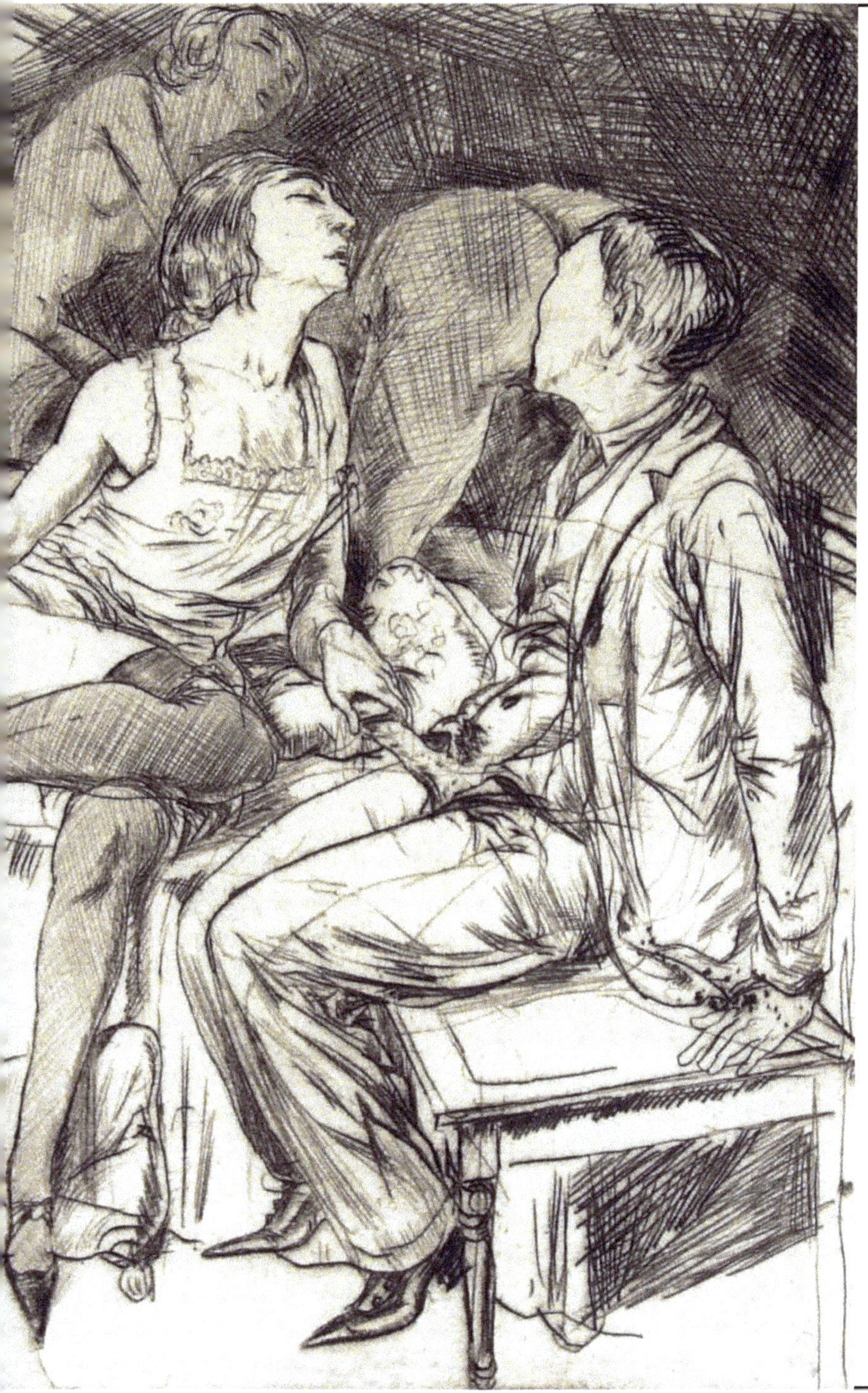

Verführung

Von den Wonnen der Peitsche

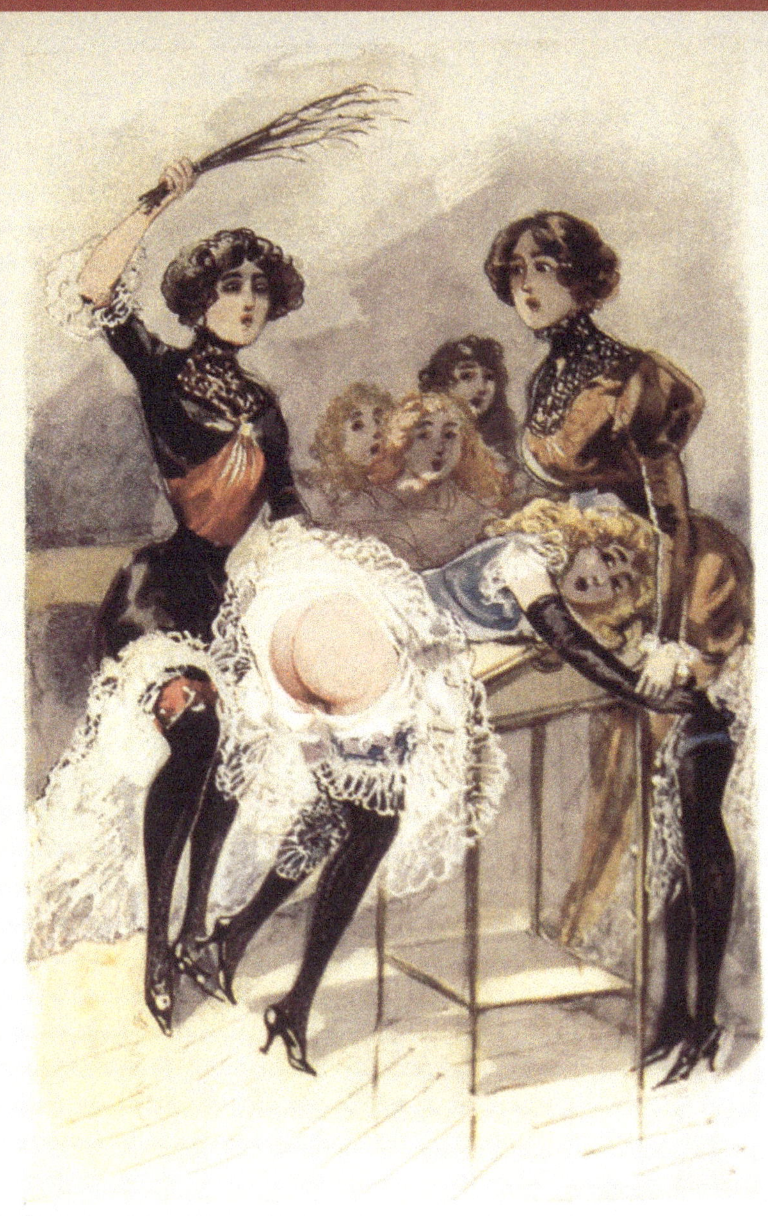

Disciplina scholae. Anonymes Aquarell. Um 1900

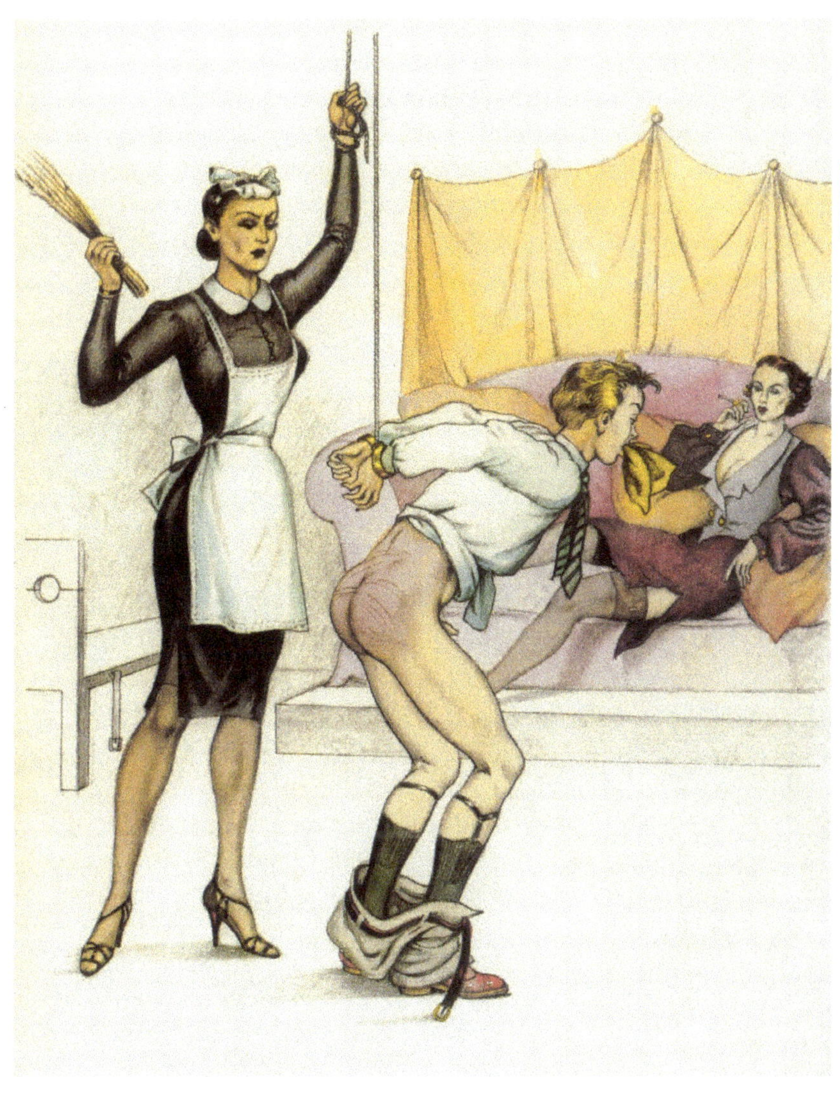

Für Robert D. Stolorow (1975) haben masochistische Aktivitäten häufig das Ziel, bei einer unsicheren und brüchigen Selbstrepräsentanz die strukturelle Kohäsion wiederherzustellen und zu stabilisieren. „Man kann also den Schluss ziehen, dass masochistische Aktivitäten in einer ihrer vielfältigen Funktionen verfehlte Versuche sind, eine Selbstrepräsentanz wiederherzustellen, auszubessern, zu stützen und aufrechtzuerhalten, die durch verletzende Erfahrungen während der frühen präödipalen Phase, wenn die Selbstrepräsentanz entwicklungsmäßig am verwundbarsten ist, beschädigt oder gefährdet wurde".

Bei einem Individuum mit diffuser oder zerfallener Selbstrepräsentanz kann die masochistische Suche nach aktuellen Schmerzerfahrungen als ein Mittel verstanden werden, ein falsches Gefühl des Real- und Lebendigseins zu erwerben und dadurch das Empfinden wiederherzustellen, als abgegrenztes Wesen, als kohärentes Selbst zu existieren.

Bei Patienten mit vorzeitiger Trennungserfahrung fand J. Grunert („Regulierungsfunktionen des Masochismus") „eine nahezu unstillbare Sehnsucht nach Verschmelzung mit dem Primärobjekt, ein Bedürfnis nach dem Objekt. Aber fast ebenso regelmäßig stoßen wir hinter diesen Wünschen auf ebenso starke Ängste vor Verschmelzung, resultierend aus der Urverunsicherung des nicht optimalen, lebensbedrohlich erlebten Verhaltens des Selbstobjektes, welches eine vorzeitige Trennung zuließ". Dem Wunsch, die durch die frühe Trennung entstandene Isolierung, den drohenden Selbstverlust zu überwinden, steht die Angst gegenüber, durch eben diesen Wunsch vernichtet zu werden.

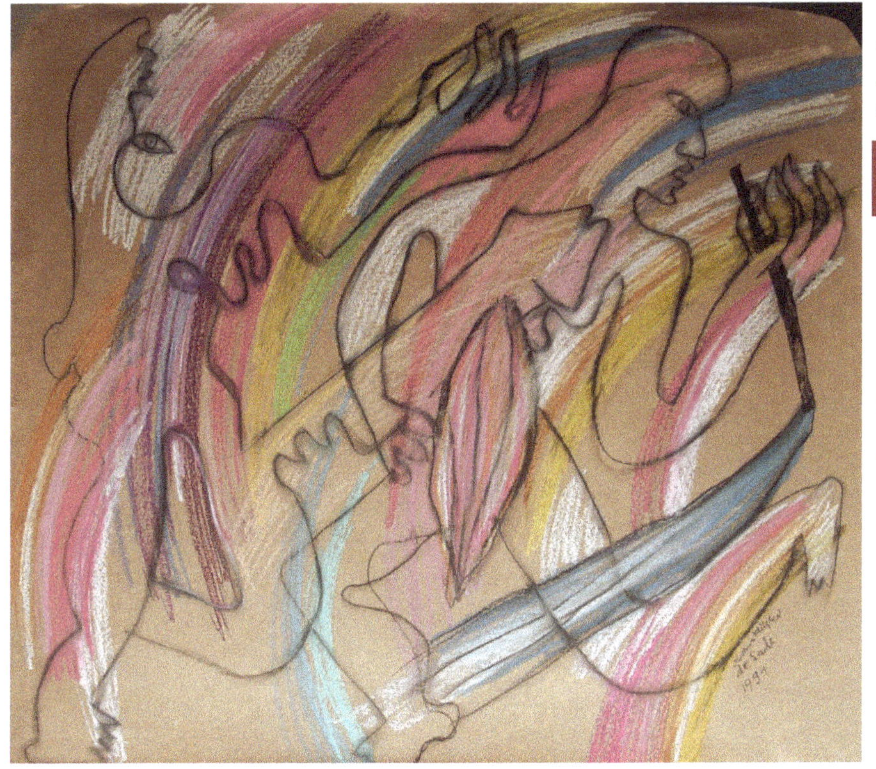

Vorige Seite
39. Rudolf Schlichter,
    1920.
40. Anonymes
    Aquarell 1900.
41. Bernard
    Montorgueil, 1930

42. Martina Kügler,
    1990.

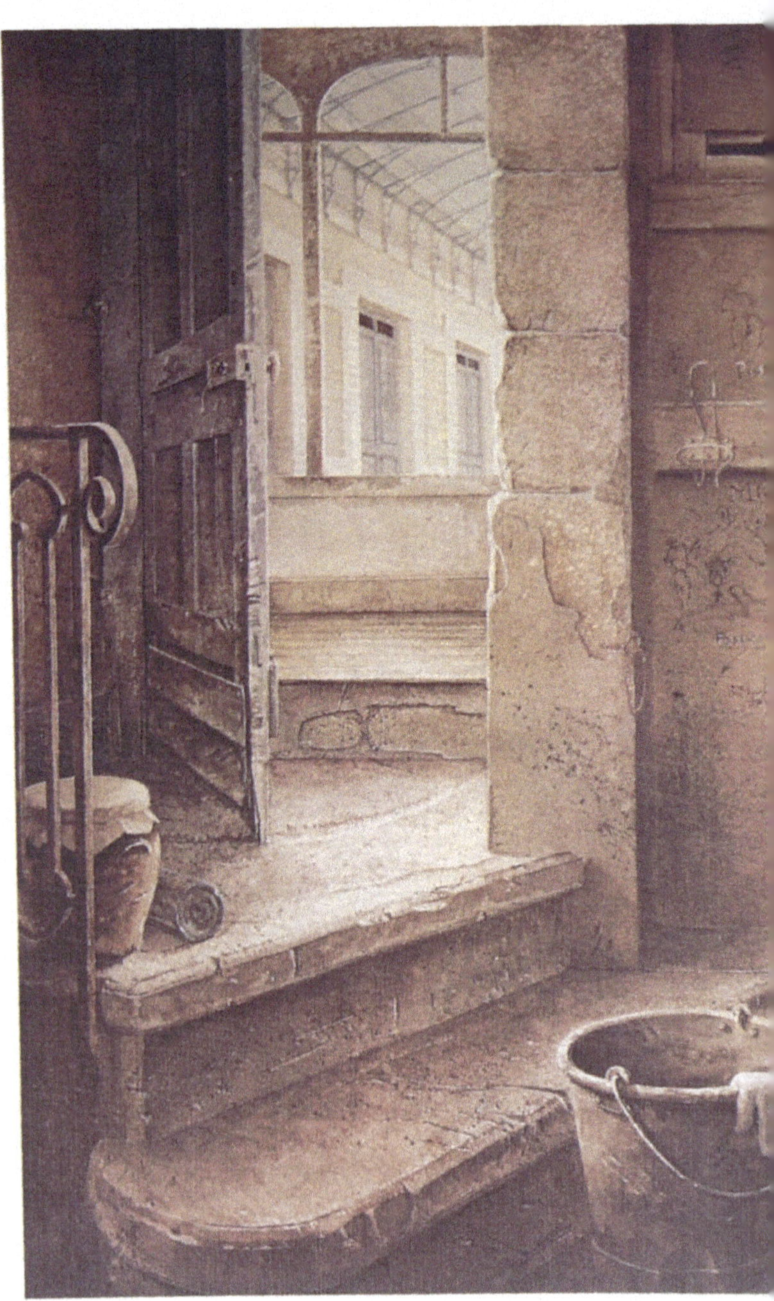

43. Poumeyrol,
1975.

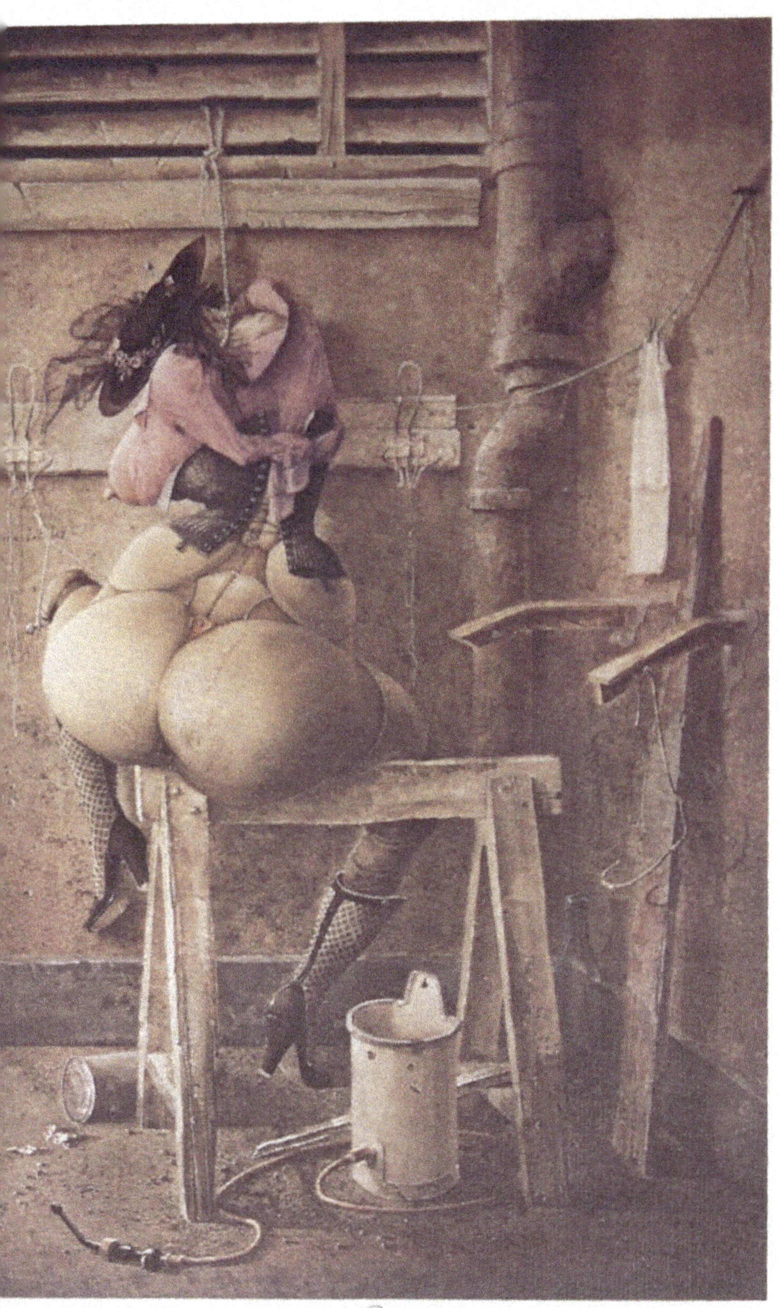
Hhannoyok

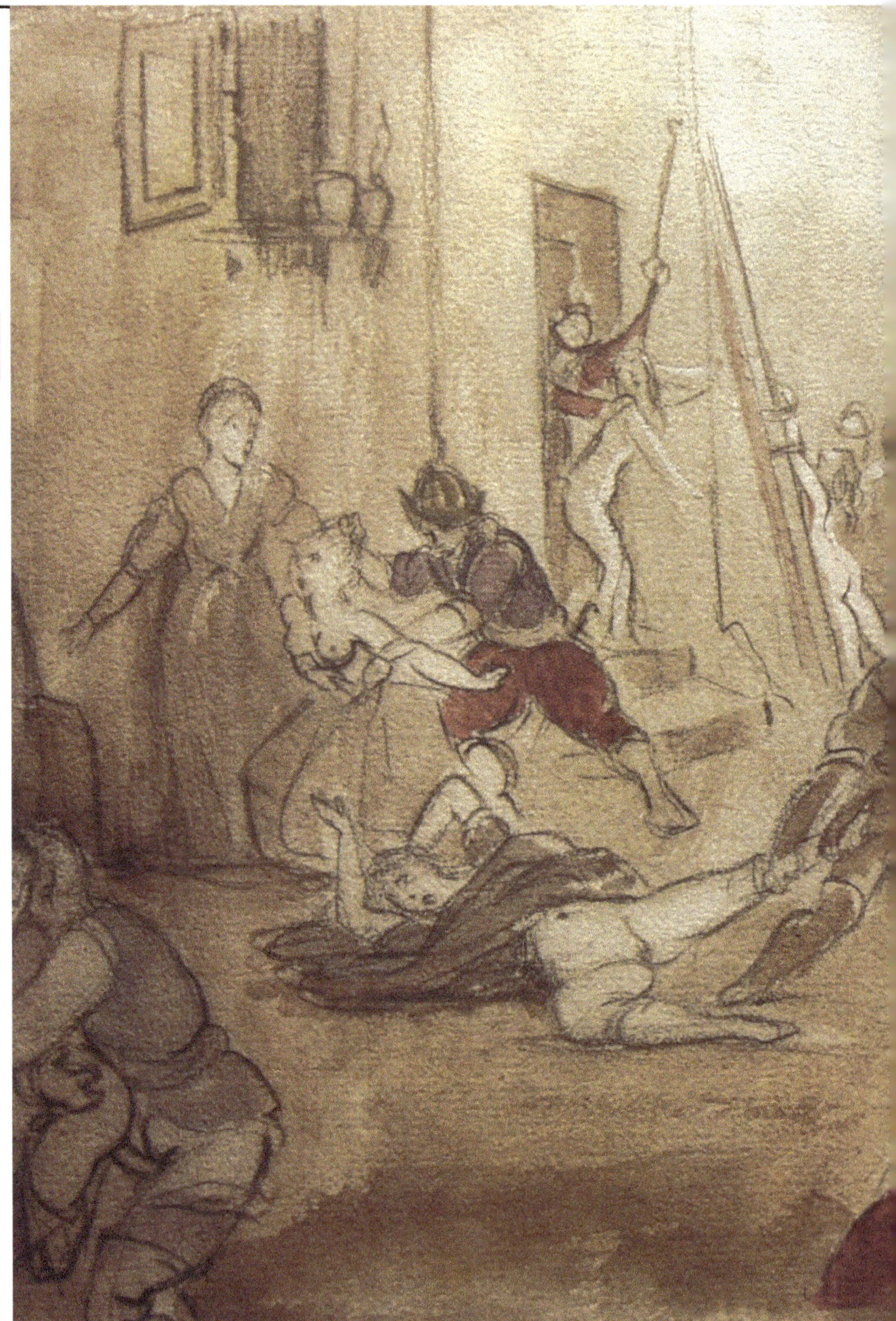

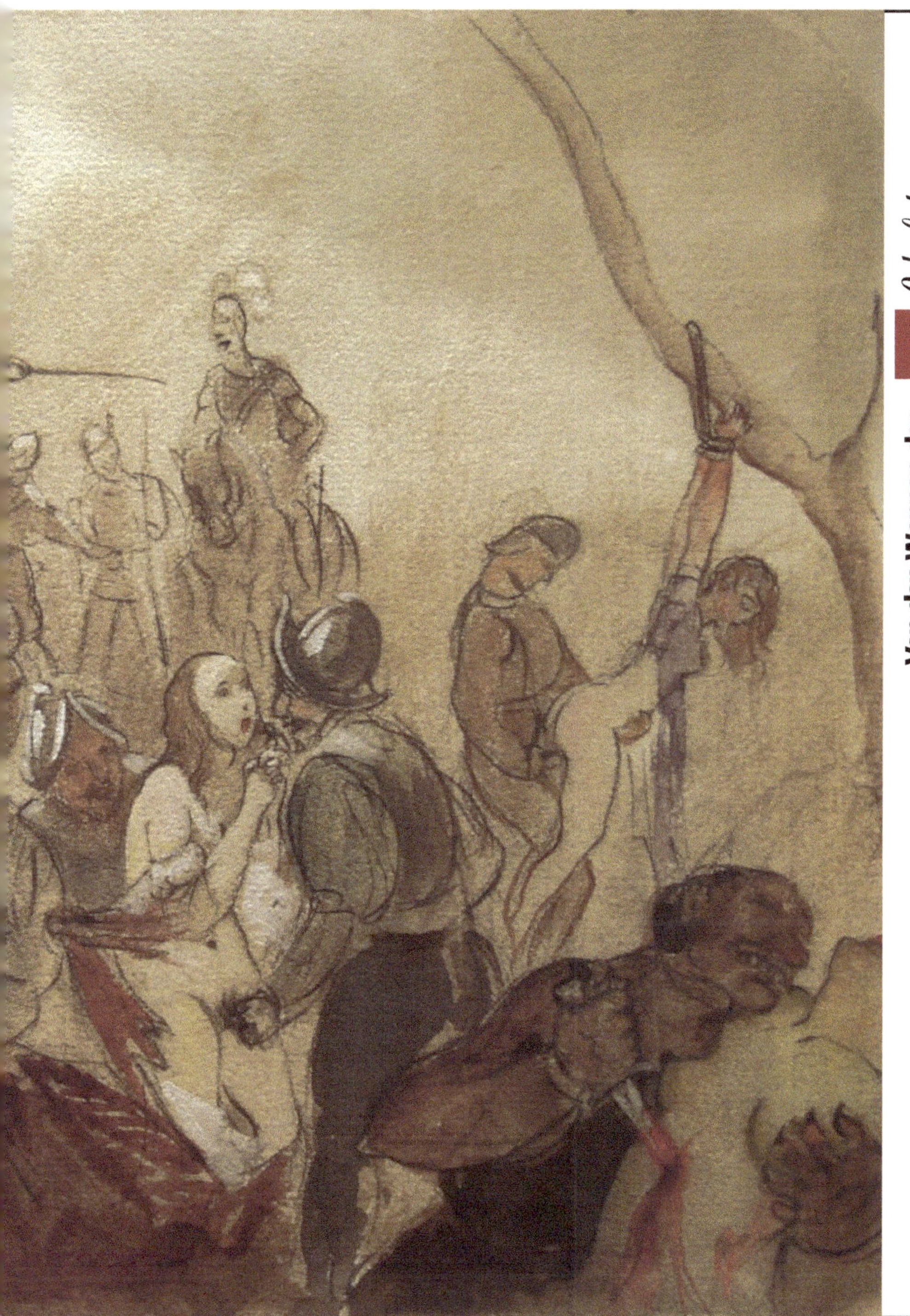

Die sadomasochistische Situation bietet hier einen Regulierungsmechanismus an, das schwache Selbst zwischen der Scalla der Selbstfragmentierung und der Charybdis der Vernichtungsangst hindurchzulavieren.

Faktum ist, dass im Wunsch, geschlagen zu werden, häufig ein elementares Bedürfnis nach Körperkontakt als Abwehr einer Isolations- bzw. Verlassenheitsdepression beteiligt ist. Der Wunsch nach Schlägen ist einer der Versuche, der Angst des Alleinseins, Nichtseins, der Desintegrationsangst zu entkommen. Er gehört zu jenen „forcierten Handlungen", die einer Selbstfragmentierung entgegenwirken.

Bach und Schwartz (1972) kommen in ihrer Analyse eines Traumes und einer Reihe perverser Phantasien des Marquis de Sade zu dem Schluss, die in der Gefängnissituation entstandenen masochistischen Phantasien des Marquis stellten einen Weg dar - der andere Weg führte über sadistische Phantasien - auf dem er versuchte, akute narzisstische Dekompensationen zu bewältigen. Die Autoren betrachteten die masochistischen Phantasien Sades als regressive Versuche, archaische idealisierte Selbstobjekte wiederherzustellen und wiederzubeleben, und deuteten die Sexualisierung dieser Phantasien als verzweifeltes Bemühen, Erfahrungen totaler Selbst-Fragmentierung und Selbst-Auflösung abzuwehren.

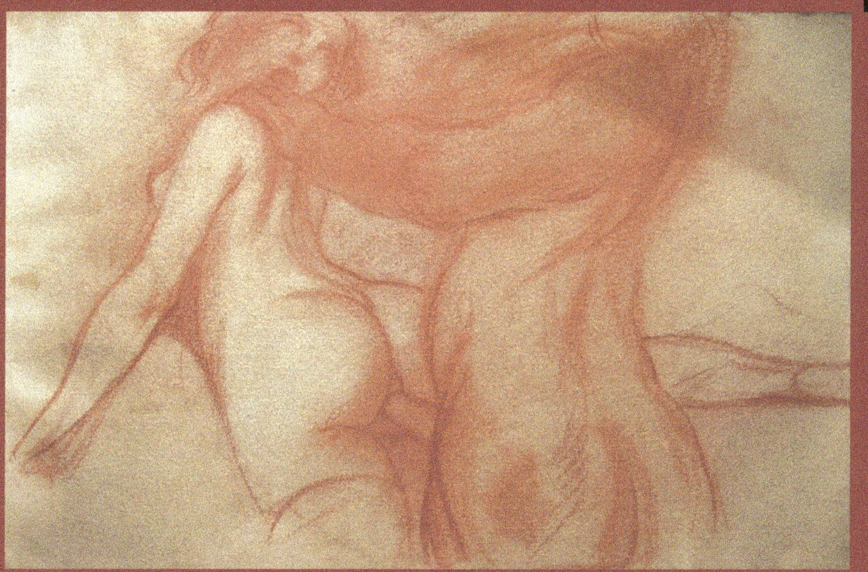

Vorige Seite
44. Aroldo
    Bonzagni,
    um 1910.

45. Aroldo
    Bonzagni,
    um 1910.

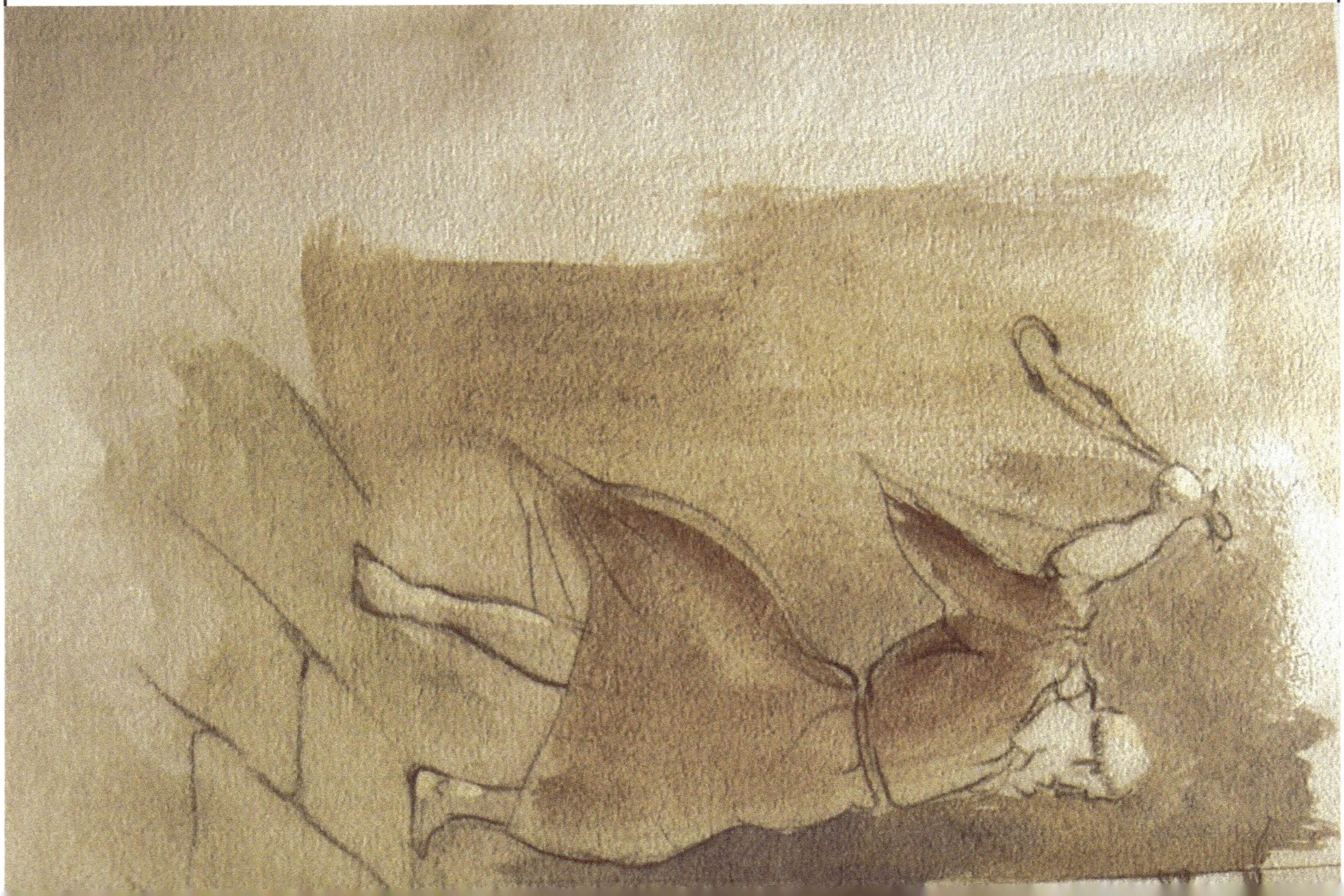

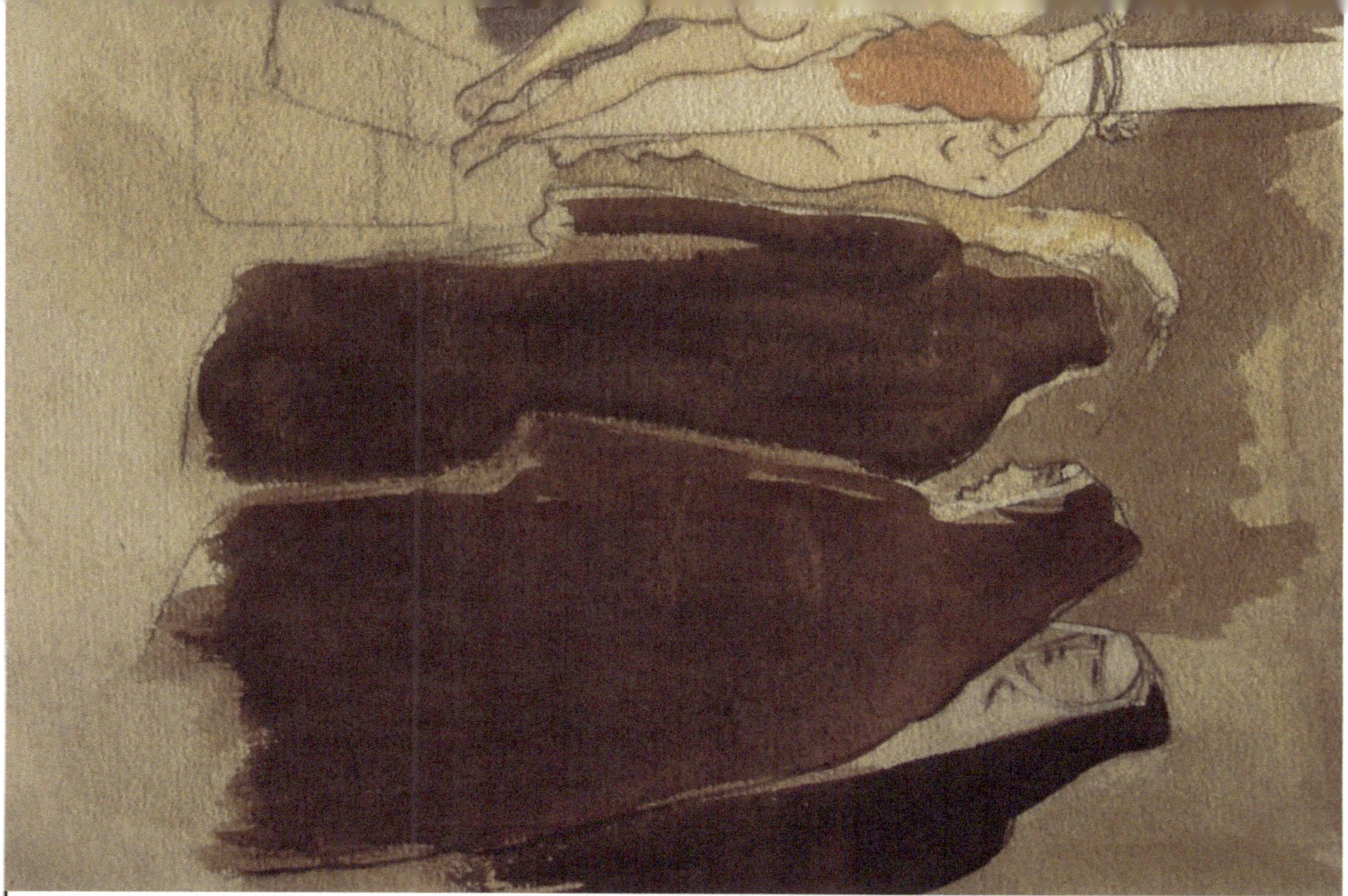

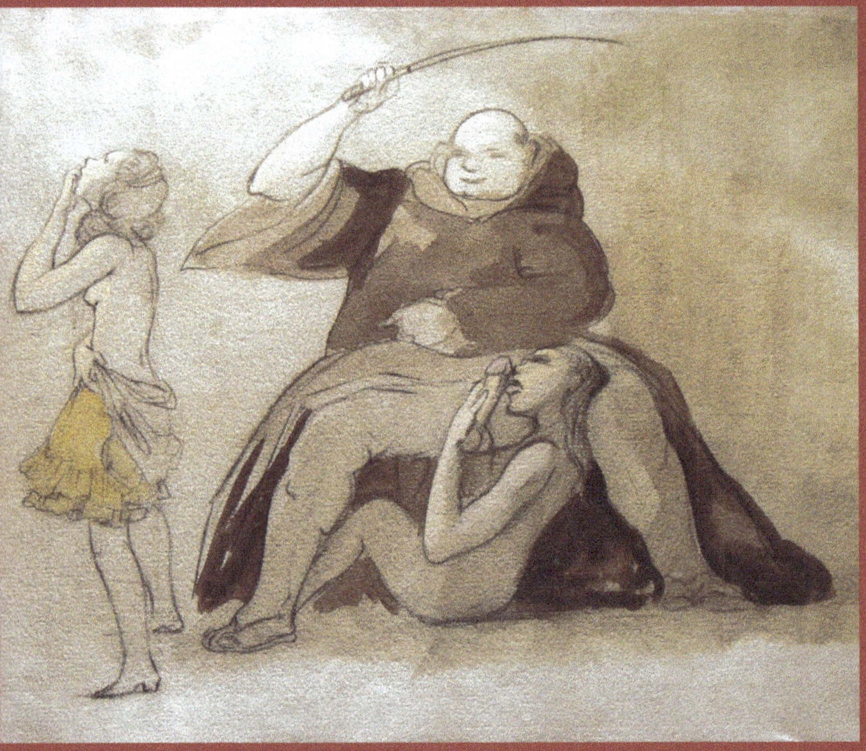

Vorige Seite
46. Aroldo Bonzagni,
    um 1910.

47. Aroldo Bonzagni,
    um 1910.

Der in Wirklichkeit innerhalb des Individuums stattfindende Zusammenbruch der Spannung zwischen Selbstbehauptung und Selbstaufgabe erscheint im sadomasochistischen Paar als Verhältnis zwischen zwei Personen: Die eine hält ihre Grenze aufrecht, die andere lässt es zu, dass ihre Grenzen durchbrochen werden. Wären Selbstaufgabe und Kontrollverlust beidseitig, käme es zur völligen Selbstauflösung. Darum gestattet die sadomasochistische Inszenierung einen kontrollierten Verlust, wobei das Ich des masochistischen Teils sich mit dem kontrollierenden Teil identifiziert. Derart kann dem Wunsch „risikolos" nachgegangen werden.

Die Grenzziehung zwischen dem Selbst und dem Anderen ist das zentrale Problem der sadomasochistischen Situation. Dies kommt auch in den künstlerischen Darstellungen zu diesem Thema zum Ausdruck: Unter allen Darstellungen erotischer Kunst gehören die fetischistischen Zeichnungen aus dem Umfeld des Sadomasochismus zu den am wenigsten lebendigen.

Die Figuren sind klar und steif konturiert, als gelte es, dass jeder seine Haut rette. Bei aller Dramatik in der Handlung bleiben die Personen voneinander abgegrenzt. Die Situationen wirken steif und eingefroren. Man vermisst Spontaneität und Lebendigkeit. Es darf generell ein Zusammenhang vermutet werden zwischen künstlerischem Stil und persönlicher Psychodynamik. So agiert der fetischistische Zeichner auf dem Papier die gleiche Dynamik aus, die auch sonst seine Phantasien bzw. fetischistischen Handlungen bestimmt. In diesem Zusammenhang liegt der diagnostische Wert vieler Zeichnungen. (Ich sah sadomasochistische Zeichnungen japanischer Künstler – und war erstaunt, dass sie sich in ihrem Charakter des Eingefrorenen, Vereisten so wenig von den Darstellungen europäischer Künstler unterschieden).

Auch die sadomasochistische Literatur ist, von wenigen Ausnahmen abgesehen, in ihrer Redundanz für den Nicht-Aficionado in der Regel wenig unterhaltsam, ja geradezu quälend. Es sind Texte, in denen man eine Leere spürt, die wiederum auf ein Defizit an menschlicher Empathie hinweist.

Wie die sadomasochistische Bild-Pornographie, so hat auch die Literatur ihre wichtigsten Topoi vorzugsweise in Heimen, Internaten und Institutionen, in denen sadistisches Handeln durch ein Machtgefälle begünstigt wird. Macht und Ohnmacht bestimmen in diesen Einrichtungen das Verhältnis zwischen den Menschen, und zweifellos ereignet sich hier oft Skandalöses.

Von diesem real existierenden Sadismus ist hier aber nicht die Rede: Es geht um Fantasie und fiktives Spiel. Nach herkömmlichem Erklärungsmuster sollen autoritäre Strukturen sadomasochistische Tendenzen in den Individuen doch gerade erzeugen. Nun aber entsteht der umgekehrte Eindruck, dass diese mit dem Zerfall alter Herrschaftsstrukturen erst recht freigesetzt werden. Es sind frühe Wunden und Ängste, die beinahe zur conditio humana zu gehören scheinen, und die sich nun frei ihre Bühne erschaffen können, um sich endlos sich zu inszenieren. So wird Herrschaft im herrschaftsfreien Raum zum Spiel. Auch, wenn dieses nicht frei ist von unbewussten Zwängen. Im Spiel mit der Gewalt wird ein fehlgeschlagener früher Abgrenzungsversuch noch einmal und immer wieder wiederholt.

48. Berthomme de Saint-André, 1927.

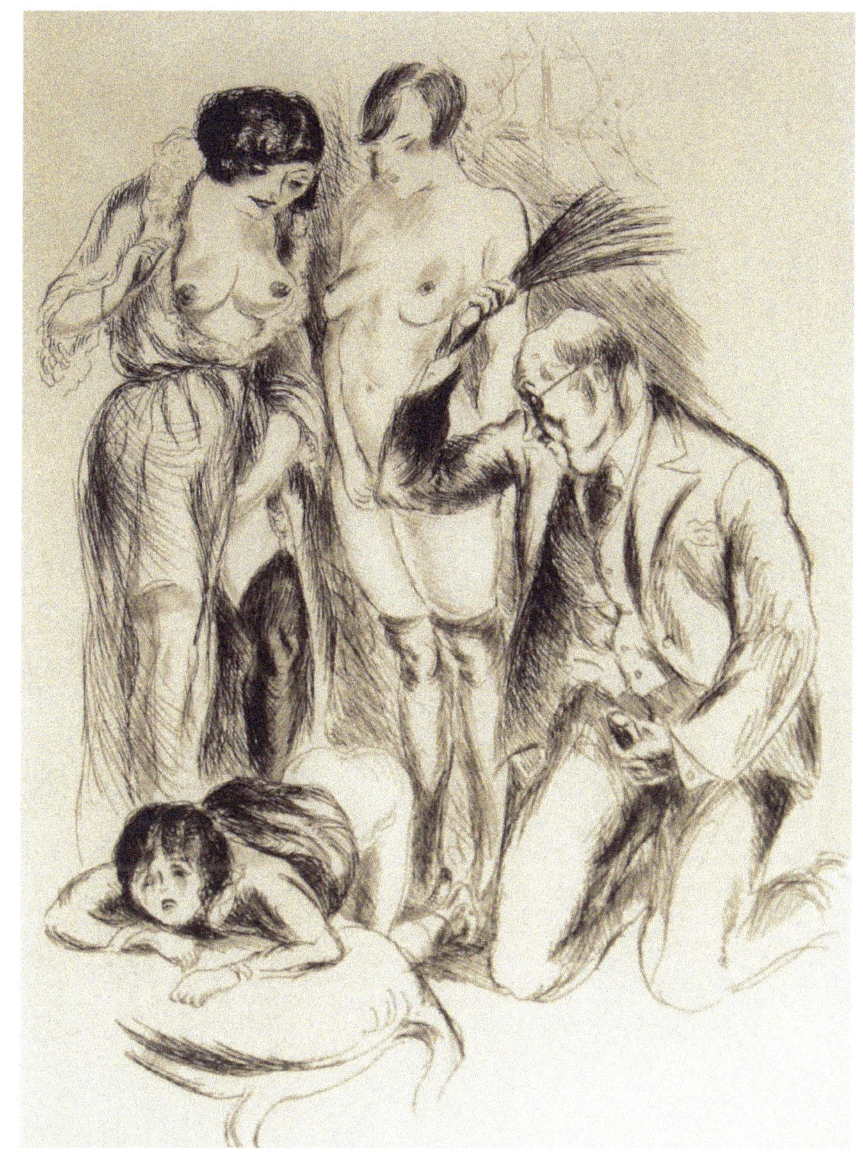

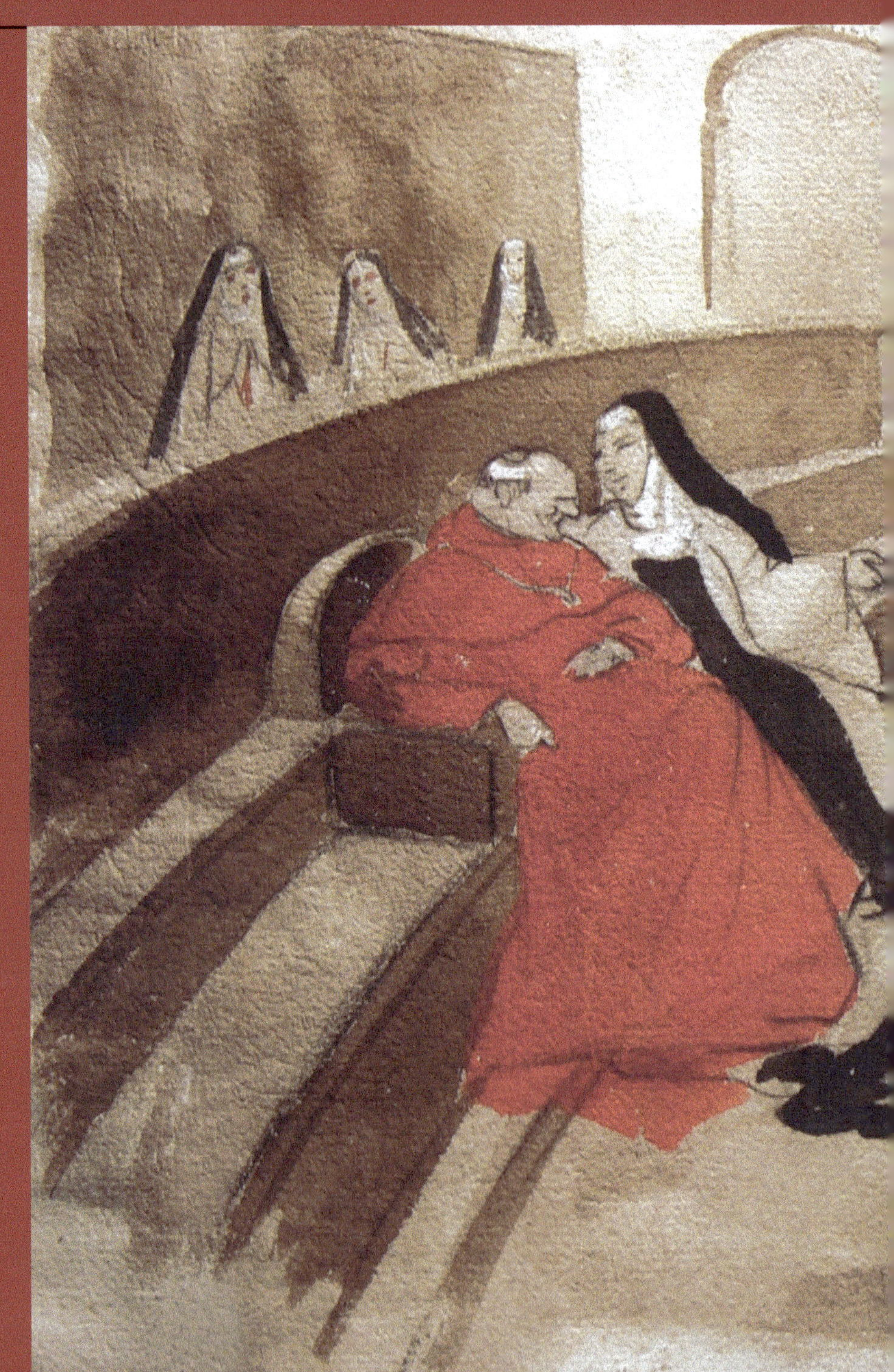

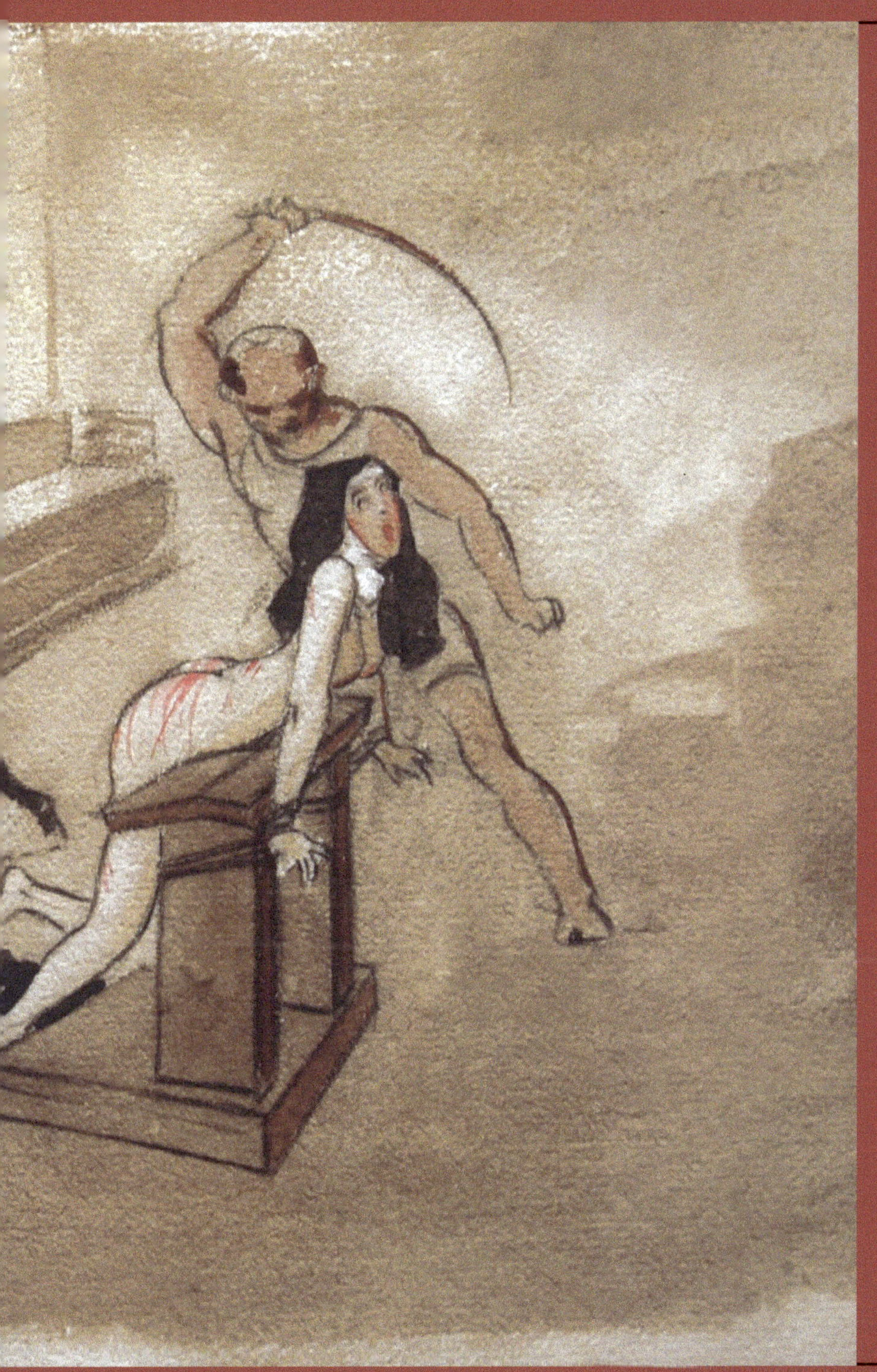

Es war das Dilemma zwischen
„Vernichtungsangst und Rettung im Heil", das
die mittelalterlichen Geißlerumzüge antrieb.
Das gleiche Dilemma drückt sich subjektiv im
Konflikt zwischen „narzisstischer
Dekompensation und Rettung des Selbst" aus.
„Tod und Auferstehung": das oszillierende
Grundthema der inszenierten Gewalt? Nur dass
in einer säkularisierten Gesellschaft sexuelle
Erotik die Funktion der religiösen Erotik
übernommen hat.

Wichtig ist, hier das Moment des Spiels hier zu
betonen: Sadomasochismus ist eine Dramaturgie
mit festen Regeln, eine ritualisierte Maskerade,
für den Außenstehenden bizarr und grotesk,
doch durchaus harmlos. Nach Eberhard
Schorsch ist dieses fiktive Spiel „Abwehr,
Kanalisation und Ritualisierung neurotischer
Mechanismen mit dem Resultat, dass soziales
Handeln davon befreit bleibt".

Wenn wir einleitend nach dem Zusammenhang
von Sadomasochismus und der Brutalisierung
des gesellschaftlichen Lebens fragten, so lässt
sich der Zusammenhang nun differenzieren:
Autoritäre Gesellschaften mögen ansetzen an
den unbewussten sadomasochistischen
Strebungen in jedem von uns und diese zur
Aufrechterhaltung unmenschlicher Verhältnisse
instrumentalisieren und missbrauchen. Liberale
Gesellschaften gestatten dagegen, diese düstere,
gewaltsame Seite unserer Sexualität als Fantasie
zuzulassen und im fiktiven Spiel auszuagieren,
ohne dass das soziale Handeln dadurch gefährdet
wird. Aufschlussreich ist hier ein Hinweis in der
Studie „Der gewöhnliche Homosexuelle" von
M. Dannecker und R .Reiche (1974), derzufolge
Sexualverbrechen mit tödlichem Ausgang, also
sadistisch gefärbte Morde, für Homosexuelle

Vorige Seite
49. Aroldo
   Bonzagni,
   um 1910.

50. Aroldo
   Bonzagni,
   um 1910.

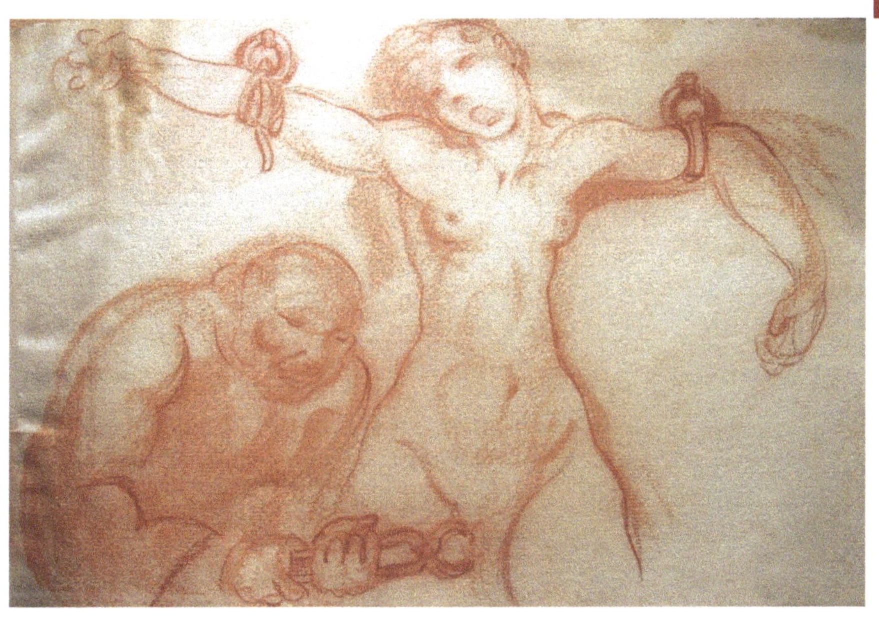

besonders untypisch seien, eben weil in diesen Beziehungen Gewalt kaum anders vorkommt als in der sadomasochistischen Inszenierung auf „Gegenseitigkeit".

Deviante Triebimpulse werden in dieser Subkultur rituell aufgefangen und entschärft. Umgekehrt weiß man, dass unter sadistisch devianten Tätern in der Regel keiner Zugang zur sadomasochistischen Subkultur hat. Sexuelle „Triebtäter" sind nur außerhalb dieser Subkultur zu finden. „Die Devianten", schreibt Schorsch und versucht damit, den Begriff des Perversen zu umgehen, „die Devianten kennen diese Destruktivität und haben sie geformt und verwaltet; die Nichtdevianten kennen sie nicht oder viel weniger. Deshalb können die Kontrollen weniger verlässlich sein, das Verhalten kann weniger vorhersehbar, die Gefährdung unter Umständen größer sein".

Akzeptieren wir, dass Aggressivität ein dem Sexuellen inhärenter, von ihm nicht zu lösender Aspekt ist, und keine fremde, „perverse" Zutat!

Unter dem verordneten Bild einer harmonischen, gleichheitlichen, partnerfreundlichen und sanften Sexualität ersticken Erotik und Leidenschaft. Doch führt die gegenwärtige Entdramatisierung der Sexualität keineswegs zu ihrer Befriedung: Der verfemte Teil, das Gewaltsame an ihr, das abgespalten und ins Unbewusste abgedrängt wurde, wird sich auf unberechenbare Weise, vulkanischen Eruptionen vergleichbar, immer wieder Ausdruck verschaffen. Das nach Überschreitung Drängende lässt sich nur bändigen und kultivieren, wenn es in unserer Kultur spielerisch eingebunden bleibt.

51. Amsterdam

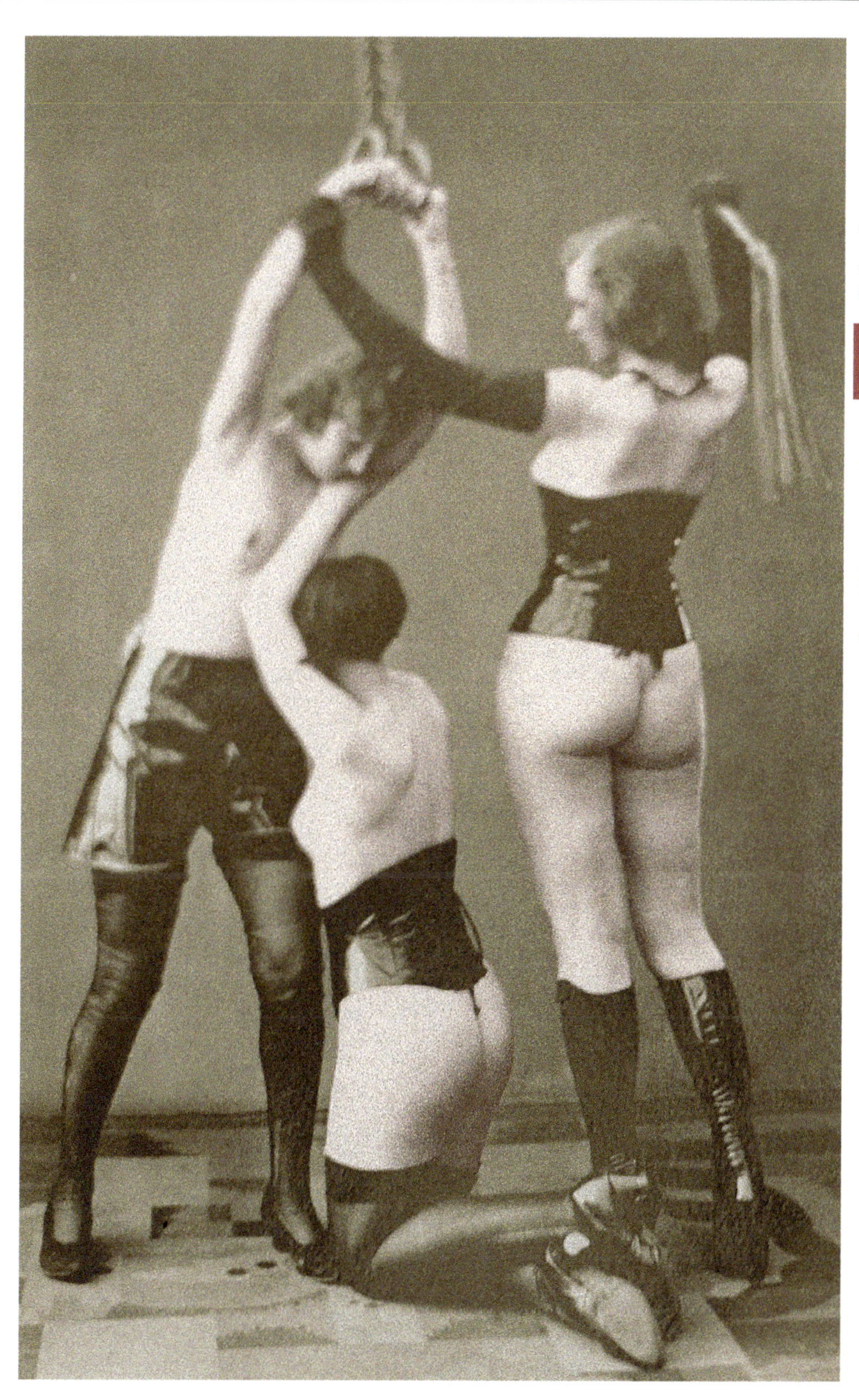